Infermiera

in

Cardiochirurgia

La guida completa

SILVIA REALI

Indice dei contenuti

« *Nelle mani di un cardiochirurgo, il cuore non è solo un organo, ma il simbolo di una seconda possibilità ad ogni battito.* »

Capitolo 1

INTRODUZIONE CHIRURGIA CARDIACA

Storia e sviluppo chirurgia cardiaca

La storia della cardiochirurgia è affascinante e testimonia l'incredibile capacità dell'uomo di superare i confini della scienza e della medicina per salvare vite umane. Approfondendo il passato, scopriamo che i primi interventi sul cuore erano considerati una frontiera invalicabile, un'area del corpo umano che veniva chiamata "la zona proibita". La complessità e la sensibilità del cuore hanno ostacolato a lungo la chirurgia diretta.

All'inizio del XX secolo, coraggiosi pionieri hanno osato avvicinarsi a questo organo misterioso, eseguendo semplici operazioni, spesso in circostanze di emergenza. Tuttavia, la vera svolta è arrivata con lo sviluppo della macchina cuore-polmone negli anni Cinquanta. Questo dispositivo rivoluzionario ha permesso di deviare temporaneamente il flusso sanguigno, offrendo ai chirurghi una finestra di opportunità per operare sul cuore fermo.

Questa innovazione ha aperto le porte alla moderna cardiochirurgia, portando a una serie di rapidi progressi. Il bypass aorto-coronarico, la chirurgia valvolare e persino il trapianto di cuore sono diventati fattibili. Sono state salvate vite che un tempo sarebbero state perse a causa di difetti cardiaci o di malattie cardiache avanzate.
Nel corso dei decenni, la cardiochirurgia ha continuato ad evolversi, incorporando nuove tecnologie e tecniche. La chirurgia minimamente invasiva, ad esempio, ha reso possibile l'esecuzione di interventi importanti attraverso piccole incisioni, riducendo significativamente i tempi di recupero e le complicanze. Anche i metodi di imaging avanzati, i materiali innovativi per le protesi e gli impianti e i protocolli migliorati per l'assistenza pre- e post-operatoria hanno giocato un ruolo chiave.

Oggi la cardiochirurgia, un tempo considerata un miracolo, è diventata una procedura standard in molti ospedali del mondo. I cardiochirurghi, armati di conoscenze approfondite e tecnologie all'avanguardia, continuano ad ampliare gli orizzonti del possibile, ricordando sempre gli audaci pionieri che li hanno preceduti. E sebbene le sfide persistano, il futuro della cardiochirurgia appare luminoso, offrendo la speranza di nuove innovazioni e cure ancora più straordinarie.

Le sfide e la complessità chirurgia cardiaca

La cardiochirurgia, la pietra miliare della medicina moderna, è caratterizzata da notevoli sfide e complessità inerenti all'organo che tratta: il cuore. Questo organo vitale, la forza motrice della vita, rappresenta una sfida costante per i chirurghi a causa della sua importanza e della sua meccanica delicata.

Uno dei primi problemi è senza dubbio il rischio associato a qualsiasi operazione su un organo così vitale. Un semplice errore, un leggero disallineamento o una piccola complicazione possono avere conseguenze fatali. Questa realtà pone un'enorme responsabilità sulle spalle del chirurgo, dove ogni decisione conta e il margine di errore è minimo.

La complessità tecnica delle procedure è un altro aspetto importante. I chirurghi devono avere una conoscenza approfondita dell'anatomia cardiaca, comprendere le sottigliezze dei diversi tessuti, vene, arterie e valvole e padroneggiare l'uso di apparecchiature all'avanguardia. L'arrivo di nuove tecnologie, come la chirurgia assistita da robot e le tecniche di imaging avanzate, pur apportando notevoli vantaggi, richiede anche una formazione e competenze specifiche.

La rapida evoluzione delle conoscenze mediche e della tecnologia significa anche che i chirurghi devono essere costantemente aggiornati. I protocolli di ieri potrebbero essere obsoleti domani, sostituiti da nuovi approcci più efficaci o più sicuri.

Inoltre, la cardiochirurgia non si ferma all'operazione stessa. Altrettanto importanti sono l'assistenza pre-operatoria, che è fondamentale per preparare il paziente e ridurre al minimo i rischi, e la fase post-operatoria, che è essenziale per garantire un recupero ottimale e prevenire le complicazioni. La collaborazione con altri professionisti della salute - cardiologi, anestesisti, infermieri specializzati, fisioterapisti - è quindi essenziale.

Infine, c'è la questione etica e umana. Al di là delle loro competenze tecniche, i cardiochirurghi si trovano spesso di fronte a decisioni difficili: quando operare, quando scegliere un'alternativa meno invasiva, quando, purtroppo, riconoscere che l'intervento chirurgico non può più essere utile. In questi momenti, la capacità di comunicare in modo compassionevole, di valutare i pro e i contro e di rispettare i desideri e la dignità del paziente è fondamentale.

La cardiochirurgia, pur essendo un campo di eccellenza medica, rimane un'arte delicata, dove scienza, tecnica, etica e umanità devono costantemente intrecciarsi per offrire ai pazienti il meglio.

L'importanza dell'infermiere in questa specialità

La cardiochirurgia, con tutte le sue complessità e sfide, richiede un'équipe medica dedicata e qualificata, in cui ogni membro svolge un ruolo cruciale. In questo contesto, l'infermiere, spesso percepito come l'ombra discreta ma essenziale del chirurgo, assume un'importanza particolare.

Fin dall'inizio, l'infermiere di cardiochirurgia è uno dei primi punti di contatto con il paziente. Raccoglie le informazioni mediche essenziali, valuta le condizioni del paziente e aiuta a mettere in atto il piano di cura. Questa prima impressione, questa capacità di rassicurare e di stabilire un rapporto di fiducia, può avere un impatto significativo sull'esperienza complessiva del paziente.

L'infermiere svolge un ruolo fondamentale anche durante l'operazione stessa, sebbene spesso avvenga al di fuori della sala operatoria. Prepara il paziente, si assicura che tutti i dispositivi medici necessari siano pronti e si assicura che i protocolli di sicurezza siano seguiti alla lettera.

Dopo un intervento chirurgico, spesso è l'infermiere che si prende cura del paziente durante i primi momenti cruciali nella sala di recupero. Controlla i segni vitali, gestisce il dolore, rileva eventuali complicazioni ed è pronto a intervenire in caso di emergenza. Nei giorni successivi, l'infermiere continua a monitorare i progressi del paziente, somministrando farmaci, cambiando le medicazioni, guidando il paziente nella fisioterapia e assicurando una transizione graduale verso il recupero a casa.

Oltre a queste responsabilità cliniche, l'infermiere di cardiochirurgia svolge un ruolo essenziale nell'educazione del paziente e della famiglia. Li informa sulla natura dell'operazione, sull'assistenza post-operatoria, sui segni di complicazioni e sulle fasi del recupero. Questa educazione è fondamentale per far sì che il paziente comprenda, partecipi attivamente al suo recupero e adotti comportamenti che favoriranno la sua salute cardiaca a lungo termine.

Ma al di là delle competenze tecniche ed educative, è forse nell'aspetto umano che gli infermieri brillano di più. Per molti, la cardiochirurgia è un'esperienza spaventosa e carica di emozioni. L'infermiere offre conforto, ascolto e sostegno psicologico, diventando spesso la mano rassicurante da stringere o la spalla su cui appoggiarsi.

Quindi, nel balletto preciso e coordinato della cardiochirurgia, l'infermiere è molto più di un semplice ausiliario: è una pietra angolare, che assicura il benessere del paziente in ogni fase, garantendo che, al di là della scienza e della tecnica, l'elemento umano rimanga sempre al centro dell'approccio terapeutico.

Capitolo 2

ANATOMIA E FISIOLOGIA CARDIACA

Comprendere il cuore :
Struttura e funzioni

Nel cuore del nostro sistema circolatorio si trova un organo eccezionale, il cuore, la cui meccanica precisa e costante assicura la distribuzione del sangue in tutto il corpo. Per comprendere la complessità della cardiochirurgia, è essenziale iniziare con un'esplorazione dettagliata di questo organo affascinante.
Struttura centrale :

Il cuore è un muscolo cavo diviso in quattro camere: due atri (destro e sinistro) e due ventricoli (destro e sinistro). Queste camere sono separate da divisori: il setto atriale tra gli atri e il setto ventricolare tra i ventricoli.

Il flusso sanguigno attraverso queste camere è regolato da quattro valvole cardiache:

La valvola mitrale: tra l'atrio sinistro e il ventricolo sinistro.

La valvola tricuspide: tra l'atrio destro e il ventricolo destro.

La valvola polmonare: all'uscita del ventricolo destro verso l'arteria polmonare.

La valvola aortica: all'uscita del ventricolo sinistro verso l'aorta.

Funzioni del cuore :

Pompaggio: il cuore agisce come una pompa, facendo circolare il sangue in tutto il corpo. Il ventricolo sinistro pompa il sangue ossigenato in tutto il corpo attraverso l'aorta, mentre il ventricolo destro invia il sangue deossigenato ai polmoni attraverso l'arteria polmonare.

Ossigenazione: l'atrio destro riceve il sangue deossigenato dalle vene e lo dirige al ventricolo destro. Da lì, viene inviato ai polmoni per l'ossigenazione. Una volta ossigenato, il sangue ritorna al cuore, entrando nell'atrio sinistro prima di essere pompato al ventricolo sinistro e poi al resto del corpo.

Ritmicità: il cuore ha un sistema elettrico intrinseco che assicura una contrazione regolare. Il nodo seno-atriale (SAN), situato nell'atrio destro, è il pacemaker naturale del cuore. Genera impulsi elettrici che viaggiano attraverso gli atri, poi al nodo atrioventricolare (AVN) e infine ai ventricoli, innescando la contrazione muscolare.

Il cuore e il sistema circolatorio :
Il cuore lavora a stretto contatto con i vasi sanguigni per formare il sistema circolatorio. Questo sistema è suddiviso in due circuiti principali:

    Circuito polmonare: dove il sangue viene inviato ai polmoni per l'ossigenazione.

    Circuito sistemico: dove il sangue ossigenato viene trasportato a tutti gli altri organi e tessuti del corpo.

Il cuore è una meraviglia dell'ingegneria biologica, una macchina robusta ma delicata che sostiene la vita dentro di noi ad ogni battito. La sua struttura complessa e le sue funzioni vitali richiedono una profonda comprensione per coloro che cercano di intervenire chirurgicamente. Anche per i comuni mortali, un apprezzamento di questo organo straordinario può portare a scelte di vita più sane e a una migliore salute del cuore.

Patologie cardiache comuni

Le malattie cardiache sono molte e varie e colpiscono milioni di persone in tutto il mondo. Queste malattie possono colpire la struttura stessa del cuore, la sua capacità di pompaggio o il sistema elettrico che controlla il suo ritmo. Ecco un elenco di condizioni cardiache comuni:

Malattia coronarica (o aterosclerosi) :
Si tratta della causa più comune di malattia cardiaca. È dovuta all'accumulo di placche ateromatose (depositi di lipidi) sulle pareti delle arterie coronarie, riducendo l'apporto di ossigeno al muscolo cardiaco.
Può provocare angina pectoris o infarto del miocardio (attacco cardiaco).
Insufficienza cardiaca :
Si verifica quando il cuore non pompa il sangue in modo efficiente come dovrebbe.
Può derivare da altre condizioni cardiache, come l'infarto del miocardio o la pressione alta.
Cardiomiopatie :
Si tratta di malattie del muscolo cardiaco stesso.
Queste possono essere dovute a cause genetiche, infezioni, tossine o malattie metaboliche.
Valvulopatie :
Condizioni che riguardano le valvole cardiache, che possono essere ristrette (stenosi) o non chiudersi correttamente (insufficienza o rigurgito).
Disturbi del ritmo cardiaco (aritmie) :
Frequenza o ritmo cardiaco anormale.
Esempi: fibrillazione atriale, tachicardia ventricolare, fibrillazione ventricolare, blocco cardiaco.
Difetti cardiaci congeniti :
Anomalie strutturali del cuore presenti fin dalla nascita, come la tetralogia di Fallot o il difetto del setto ventricolare.
Pericardite :
Infiammazione della sottile membrana che circonda il cuore, il pericardio.
Può essere causata da infezioni, traumi o altre condizioni mediche.

Endocardite :
  Infiammazione del rivestimento interno del cuore, spesso causata da un'infezione batterica.
Malattia cardiaca ipertensiva :
  Problemi cardiaci causati dalla pressione alta, che può colpire il cuore, le arterie o entrambi.
Malattia cardiaca ischemica :
  Causata da una riduzione dell'apporto di sangue al muscolo cardiaco, generalmente dovuta all'aterosclerosi coronarica.

Queste condizioni, sebbene comuni, variano notevolmente nei sintomi, nelle cause e nei trattamenti. Numerosi interventi medici, chirurgici e di stile di vita possono aiutare a gestire, trattare o prevenire queste condizioni. La comprensione e la conoscenza di queste condizioni è essenziale per chiunque lavori in cardiologia o in cardiochirurgia.

Tecniche e attrezzature diagnostiche di cardiologia

La cardiologia, in quanto specialità medica, si affida a un'ampia gamma di tecniche e apparecchiature diagnostiche per valutare la funzione cardiaca, identificare le malattie cardiache e determinare il miglior approccio terapeutico. Ecco una panoramica delle tecniche e delle apparecchiature comunemente utilizzate nel settore:

Elettrocardiogramma (ECG) :
  Misura l'attività elettrica del cuore.
  Si usa per rilevare aritmie, infarto del miocardio e altre anomalie.

Ecocardiografia (eco) :
Utilizza gli ultrasuoni per produrre immagini del cuore in movimento.

Può valutare le dimensioni, la forma e la funzione dei ventricoli e delle valvole e rilevare le malformazioni cardiache.

Test da sforzo :
Il paziente svolge un'attività fisica (spesso su un tapis roulant) mentre la sua attività cardiaca viene monitorata.

Si usa per rilevare la malattia coronarica.

Holter ECG :
Un dispositivo portatile che registra l'attività elettrica del cuore per un periodo prolungato (spesso 24 ore).

Viene utilizzato per rilevare le aritmie intermittenti.

Test di risonanza magnetica cardiaca (RMN cardiaca) :
Utilizza i campi magnetici per produrre immagini dettagliate del cuore.

Può rilevare la cardiomiopatia, i tumori cardiaci e altre anomalie.

Tomografia computerizzata cardiaca (TC cardiaca) :
Una forma di radiografia che fornisce immagini dettagliate della sezione trasversale del cuore.

Spesso viene utilizzato per visualizzare le arterie coronarie e rilevare i depositi di calcio.

Cateterismo cardiaco (o angiografia coronarica) :
Un catetere viene inserito in un'arteria e guidato fino al cuore.

Consente di misurare le pressioni, di analizzare il flusso sanguigno e di iniettare un colorante per visualizzare le arterie coronarie.

Angiografia coronarica :
Una forma specifica di cateterismo cardiaco in cui viene iniettato un colorante per

visualizzare le arterie coronariche mediante i raggi X.

Test di stress nucleare :
Viene iniettata una piccola quantità d i sostanza radioattiva e il paziente viene sottoposto a un test da sforzo.
Le immagini vengono acquisite per valutare il flusso sanguigno al cuore durante l'esercizio fisico.

Test di inclinazione :
Il paziente viene posizionato su un tavolo che cambia angolazione.
Si usa per diagnosticare le cause di svenimenti inspiegabili.

Elettrofisiologia (EP) :
Studio dei circuiti elettrici del cuore.
Permette di individuare la fonte delle aritmie e di determinare il trattamento migliore.

Monitoraggio degli eventi cardiaci :
Un dispositivo portatile che può essere attivato dal paziente quando avverte dei sintomi.
Registra l'attività elettrica durante questi episodi.

Questi strumenti diagnostici, spesso utilizzati in combinazione, forniscono ai cardiologi una panoramica dettagliata della funzione cardiaca e delle possibili patologie. Sono essenziali per orientare le decisioni terapeutiche e migliorare gli esiti dei pazienti affetti da patologie cardiache.

Capitolo 3

PRIMA DELL'OPERAZIONE

-

IL RUOLO PREOPERATORIO INFERMIERA

Valutazione preoperatoria del paziente

La valutazione preoperatoria del paziente che si sottopone a un intervento di cardiochirurgia è una fase cruciale per garantire il successo dell'operazione e minimizzare i rischi. Questa valutazione completa comprende aspetti clinici, funzionali, psicologici e sociali. Il suo obiettivo è identificare i problemi potenziali che potrebbero influenzare il decorso dell'intervento e il recupero post-operatorio.

Valutazione clinica :

Anamnesi medica: raccolta dell'anamnesi medica, degli interventi chirurgici precedenti, dei farmaci attuali e delle allergie.

Esame fisico: valutazione delle condizioni generali, della funzione cardiaca (auscultazione, palpazione), della funzione polmonare e di altri sistemi corporei.

Test diagnostici :

Elettrocardiogramma (ECG): analisi dell'attività elettrica del cuore.

Ecocardiografia: valutazione della funzione e della struttura cardiaca.

Radiografia del torace: esame dei polmoni e delle dimensioni/forma del cuore.

Esami del sangue: valutazione della funzionalità renale, della funzionalità epatica, dei livelli elettrolitici, dell'emocromo completo e della coagulazione.

Test da sforzo: valutazione della capacità cardiaca durante l'esercizio.

Cateterismo cardiaco: se necessario, per valutare le condizioni delle arterie coronarie e delle camere cardiache.

Valutazione funzionale :

Valutazione della capacità del paziente di svolgere le attività quotidiane.

Identificazione delle limitazioni funzionali che possono richiedere la riabilitazione post-operatoria.

Valutazione psicosociale :
Valutazione dello stato psicologico del paziente e della sua capacità di comprendere e aderire alle raccomandazioni post-operatorie.
Considerazione del supporto familiare o sociale disponibile dopo l'intervento.

Valutazione nutrizionale :
Valutazione dello stato nutrizionale per individuare eventuali carenze.
Consigli e raccomandazioni per ottimizzare la nutrizione preoperatoria.

Valutazione dei rischi anestetici :
Consultazione con l'anestesista per valutare i rischi specifici associati all'anestesia.
Discussione sui possibili metodi anestetici e sulla gestione del dolore post-operatorio.

Valutazione di altri sistemi :
Funzione polmonare, test renali, valutazione neurologica, se necessario, a seconda della storia del paziente e dei rischi previsti dall'intervento.

Discussione con il paziente e la famiglia:
Presentazione dei rischi, dei benefici e delle alternative all'intervento chirurgico.
Ottenere il consenso informato.

Questa valutazione preoperatoria esaustiva mira a dare al paziente le migliori possibilità di successo chirurgico, riducendo le potenziali complicazioni. Richiede una stretta collaborazione tra cardiologi, chirurghi, anestesisti, infermieri e altri operatori sanitari per garantire un'assistenza ottimale al paziente.

Educazione del paziente : preparazione mentale e fisica

L'educazione del paziente prima della chirurgia cardiaca è un pilastro fondamentale del processo pre-operatorio. L'intervento chirurgico, soprattutto su un organo vitale come il cuore, può essere un'esperienza travolgente per molti pazienti. Gli aspetti emotivi, psicologici e fisici coinvolti richiedono una preparazione accurata.

Da un lato, la preparazione mentale è essenziale. Consente al paziente di comprendere la natura dell'intervento, i suoi benefici, i rischi e le implicazioni a lungo termine. Acquisendo queste conoscenze, i pazienti possono gradualmente superare la paura, l'ansia e qualsiasi altro sentimento di incertezza. Le équipe mediche, attraverso sessioni informative, opuscoli educativi o testimonianze di altri pazienti che hanno avuto un'esperienza simile, possono aiutare molto a demistificare la chirurgia. È anche fondamentale incoraggiare i pazienti a fare domande, esprimere le loro preoccupazioni e discutere i loro sentimenti con i loro cari o con gli operatori sanitari.

La preparazione fisica è altrettanto essenziale. Copre diversi aspetti. In primo luogo, si tratta di ottimizzare le condizioni fisiche del paziente per favorire un rapido recupero post-operatorio. Ciò può comportare esercizi di resistenza, di rafforzamento muscolare o di respirazione, sempre adattati alla situazione individuale del paziente. In secondo luogo, è fondamentale sensibilizzare i pazienti sull'importanza di una dieta equilibrata per rafforzare il sistema immunitario e ridurre il rischio di infezioni post-operatorie. Inoltre, si possono organizzare sessioni educative per insegnare al paziente le tecniche di gestione del dolore, come muoversi dopo l'intervento e come identificare e segnalare eventuali complicazioni.

L'educazione del paziente è un processo continuo e bidirezionale. Comporta una stretta collaborazione tra il paziente, la sua famiglia e l'équipe medica. Armando i pazienti di conoscenze, dotandoli degli strumenti necessari e incoraggiandoli a svolgere un ruolo attivo nella loro cura, possiamo offrire loro le migliori possibilità di successo, sia mentale che fisico.

Coordinamento con il team chirurgico

Il coordinamento con l'équipe chirurgica è una delle fasi più cruciali nella gestione di un paziente cardiochirurgico. Garantisce non solo il successo dell'operazione, ma anche la sicurezza e il benessere del paziente. Questo coordinamento è simile a un balletto medico, con ogni professionista che svolge un ruolo chiave, orchestrato con precisione per garantire un'armonia totale durante l'operazione e nel periodo post-operatorio.

In primo luogo, c'è il cardiochirurgo, il maestro dell'operazione, che elabora il piano chirurgico in base alla diagnosi del paziente. Il suo coordinamento con l'équipe è essenziale per garantire che ogni fase dell'intervento avvenga secondo i piani. Deve anche lavorare a stretto contatto con l'anestesista, che svolge un ruolo cruciale nel garantire la stabilità del paziente durante l'operazione. L'anestesista deve essere informato di ogni fase dell'operazione, in modo da poter adattare la sua strategia anestetica di conseguenza.

Poi ci sono gli infermieri di sala operatoria. Preparano il campo operatorio, assistono il chirurgo fornendo gli strumenti necessari e assicurano che l'ambiente rimanga sterile. Il loro ruolo è essenziale per il buon svolgimento dell'operazione e per ridurre al minimo il rischio di infezione.

Fuori dalla sala operatoria, anche il team di coordinamento svolge un ruolo cruciale. Questo comprende gli infermieri clinici, che preparano il paziente all'intervento, lo istruiscono sulla procedura e si prendono cura di lui dopo l'operazione, nonché gli assistenti medici, che gestiscono gli appuntamenti, gli esami e la logistica associata alla permanenza del paziente in ospedale.

È anche essenziale coordinarsi con specialisti come cardiologi, radiologi e altri professionisti della salute che possono fornire informazioni preziose sulla condizione del paziente e sui migliori protocolli di trattamento da seguire.

Infine, la comunicazione con il paziente e la sua famiglia è un aspetto altrettanto vitale di questo coordinamento. L'équipe chirurgica deve assicurarsi che il paziente comprenda la natura dell'intervento, i rischi associati e le fasi del recupero post-operatorio.

In generale, il coordinamento con l'équipe chirurgica è un processo complesso che richiede una comunicazione aperta, il rispetto reciproco tra i professionisti e un'attenzione costante al benessere del paziente. Ciascun membro dell'équipe apporta le proprie competenze, ed è lavorando insieme, in modo sincronizzato, che si può garantire il miglior risultato per il paziente.

Capitolo 4

IN SALA OPERATORIA - ACCANTO AL CHIRURGO

Preparazione sterile
e l'impostazione degli strumenti

La preparazione e il posizionamento sterili degli strumenti sono fasi critiche della cardiochirurgia. Garantiscono la sicurezza del paziente, prevenendo il rischio di infezione, e rendono l'operazione più agevole per l'équipe chirurgica. Anche se queste fasi possono sembrare di routine per i professionisti esperti, richiedono un'estrema concentrazione e una metodologia rigorosa.

La preparazione sterile inizia molto prima che il paziente entri in sala operatoria. Richiede una disinfezione meticolosa della stanza, delle attrezzature e, naturalmente, del paziente stesso. Ogni superficie, ogni strumento, ogni paio di mani che entra in contatto con il campo operatorio deve essere sterilizzato. Ciò comporta una pulizia rigorosa della sala, il lavaggio antisettico delle mani e degli avambracci del personale, l'uso di camici chirurgici sterili e l'uso di teli chirurgici per isolare l'area operatoria.

Anche il posizionamento degli strumenti è un'arte in sé. Ogni strumento ha una funzione specifica e la sua disponibilità immediata può fare la differenza tra un'operazione regolare e una situazione più complicata. Gli strumenti vengono generalmente posizionati su vassoi sterili, in una disposizione che rispetta il loro ordine di utilizzo o funzione. L'infermiere di sala operatoria o l'assistente chirurgico conoscono a fondo questi strumenti e sanno esattamente dove si trova ogni strumento, in modo da poterlo fornire al chirurgo in una frazione di secondo, quando richiesto.

Il processo di preparazione sterile e di posizionamento degli strumenti è regolato da protocolli rigorosi, che definiscono ogni fase. Questi protocolli sono il risultato di decenni di esperienza chirurgica e sono stati sviluppati per massimizzare la sicurezza del paziente, offrendo al team chirurgico un ambiente di lavoro ottimale.

La sterilità deve essere mantenuta per tutta la durata dell'operazione. Ciò significa che ogni movimento, ogni gesto, deve essere eseguito con la massima attenzione. Se uno strumento cade o il campo sterile viene compromesso in qualsiasi modo, bisogna intervenire immediatamente per correggere la situazione e proteggere il paziente.

La preparazione sterile e il posizionamento degli strumenti sono fasi silenziose ma assolutamente cruciali dell'intervento chirurgico. Dimostrano la dedizione dell'équipe chirurgica nel garantire la sicurezza e il benessere del paziente, lavorando al contempo con la massima efficienza e precisione.

Monitoraggio continuo del paziente

Il monitoraggio continuo del paziente durante e dopo un intervento di cardiochirurgia è una parte vitale dell'assistenza medica. Il suo scopo non è solo quello di garantire la sicurezza del paziente, ma anche di individuare precocemente eventuali complicazioni o cambiamenti nelle sue condizioni che potrebbero richiedere un intervento. Nell'ambiente dinamico e spesso imprevedibile della cardiochirurgia, un monitoraggio rigoroso è fondamentale per garantire che i pazienti ricevano la migliore assistenza possibile in ogni fase del loro recupero.

Durante l'intervento, l'anestesista svolge un ruolo centrale, monitorando costantemente i segni vitali del paziente. Questi includono la frequenza cardiaca, la pressione sanguigna, la saturazione di ossigeno e altri parametri specifici, come il livello di anestesia. Qualsiasi fluttuazione di questi parametri può indicare un problema che richiede un intervento immediato. L'anestesista utilizza una serie di apparecchiature, tra cui monitor cardiaci e pulsossimetri, per monitorare le condizioni del paziente in tempo reale.

Dopo l'intervento, quando il paziente viene trasferito in terapia intensiva o in un'unità di cardiochirurgia, il monitoraggio continuo rimane essenziale. I monitor cardiaci tracciano costantemente l'attività elettrica del cuore, mentre altri dispositivi misurano la pressione sanguigna, la frequenza respiratoria e la temperatura corporea. Gli infermieri, in prima linea in questo monitoraggio, osservano e interpretano i dati, valutando regolarmente il paziente per individuare eventuali segni di sofferenza o complicazioni.

Ma il monitoraggio non si ferma alle macchine e agli schermi. Comprende anche ripetute valutazioni cliniche per garantire che il paziente si svegli correttamente dall'anestesia, che la funzione neurologica sia intatta, che le ferite chirurgiche stiano guarendo come previsto e che non vi siano segni di infezione. Anche il dolore, il disagio, la confusione o altri sintomi riferiti dal paziente stesso sono indicatori preziosi che possono guidare il team medico verso possibili problemi.

La comunicazione tra il team medico è fondamentale in questo processo di monitoraggio. Infermieri, medici, fisioterapisti e altri specialisti si scambiano costantemente informazioni sulle condizioni del paziente, assicurando che ogni professionista sia aggiornato sugli ultimi sviluppi.

Il monitoraggio continuo del paziente in cardiochirurgia è un balletto complesso, in cui tecnologia all'avanguardia e competenze cliniche si combinano per fornire una rete di sicurezza inestimabile. È grazie a questa costante attenzione e all'immancabile vigilanza che le complicazioni possono essere rilevate precocemente e gestite in modo proattivo, massimizzando le possibilità di recupero e di successo di ciascun paziente.

Assistenza chirurgica : I momenti chiave

L'assistenza chirurgica in cardiochirurgia è una danza precisa e sincronizzata, dove ogni azione, ogni decisione, ogni gesto conta. Questa coordinazione tra il chirurgo principale e il suo assistente è fondamentale per il successo dell'operazione e il benessere del paziente. Ecco una panoramica dei momenti chiave dell'assistenza chirurgica in cardiochirurgia.

1. Preparazione prima dell'operazione :
Prima ancora di portare il paziente in sala operatoria, l'assistente chirurgico lavora a stretto contatto con il chirurgo per preparare l'intervento. Ciò comporta la revisione della cartella clinica del paziente, la discussione delle tecniche da utilizzare e la preparazione degli strumenti e delle attrezzature necessarie.

2. Posizionamento del paziente:
Una volta che il paziente è addormentato, l'assistente aiuta a posizionarlo correttamente sul tavolo operatorio. Questa fase è fondamentale per garantire un accesso ottimale all'area operatoria, proteggendo il paziente da possibili lesioni o complicazioni.

3. Apertura chirurgica:
Durante l'incisione iniziale e l'accesso al cuore, l'assistente svolge un ruolo cruciale, trattenendo il tessuto, usando i divaricatori per dare al chirurgo un campo visivo chiaro e anticipando le esigenze del chirurgo per facilitare l'accesso.

4. Momenti critici dell'intervento:
Durante le fasi più delicate, come l'intervento di bypass o la riparazione di una valvola, l'assistente è presente per fornire gli strumenti necessari, aspirare i fluidi o suturare. Ogni gesto è coordinato, ogni azione è anticipata.

5. Chiusura :
Dopo aver completato la procedura cardiaca principale, l'assistente aiuta a chiudere l'area chirurgica. Questo spesso comporta il posizionamento di suture, il controllo dell'emostasi (per assicurarsi che non ci siano emorragie) e l'applicazione di medicazioni.

6. Conteggio finale degli strumenti:
Per garantire la sicurezza del paziente, l'assistente chirurgico, insieme all'infermiera di reparto, si assicura che tutti gli strumenti utilizzati durante l'operazione siano stati registrati e che nessun oggetto sia stato lasciato all'interno del paziente.

7. Trasferimento e comunicazione :
Dopo l'operazione, l'assistente chirurgico svolge un ruolo chiave nel trasferimento del paziente alla sala di recupero o all'unità di terapia intensiva. Sono anche essenziali per comunicare i dettagli dell'operazione al team di assistenza post-operatoria.

Questi momenti chiave evidenziano il ruolo indispensabile dell'assistente chirurgico in cardiochirurgia. La sua capacità di anticipare le esigenze del chirurgo, di reagire rapidamente agli imprevisti e di lavorare in armonia con l'intero team operatorio è essenziale per garantire il miglior risultato possibile per il paziente.

Capitolo 5

DOPO L'OPERAZIONE - ASSISTENZA POST-OPERATORIA

Monitoraggio post-operatorio immediato: segni vitali e le potenziali complicazioni

Il monitoraggio post-operatorio immediato dopo un intervento di cardiochirurgia è una fase critica in cui è necessario prestare la massima attenzione al paziente. Le prime ore dopo un'operazione di questo tipo sono fondamentali per individuare e trattare rapidamente eventuali complicazioni. I segni vitali e i parametri fisiologici del paziente vengono monitorati meticolosamente, riflettendo il funzionamento dell'organismo e del cuore appena operato.

1. Segni vitali :

Frequenza cardiaca: viene effettuato un monitoraggio costante per rilevare qualsiasi aritmia o irregolarità del ritmo cardiaco.

Pressione sanguigna: la pressione sanguigna deve essere stabile. Una pressione alta o bassa potrebbe indicare rispettivamente un'emorragia o una debolezza del muscolo cardiaco.

Saturazione dell'ossigeno: un calo potrebbe indicare un problema di funzionalità polmonare o cardiaca.

Frequenza respiratoria: viene monitorata, soprattutto se il paziente è ancora intubato o mostra segni di sofferenza respiratoria.

Temperatura corporea: la febbre potrebbe indicare un'infezione, mentre l'ipotermia potrebbe essere il risultato della circolazione extracorporea utilizzata durante l'intervento.

2. Potenziali complicazioni a cui prestare attenzione:

Tamponamento cardiaco: un accumulo di liquido nel pericardio che può comprimere il cuore.

Emorragia: la perdita di sangue è comune dopo un intervento di cardiochirurgia. Il monitoraggio dei drenaggi e dei dispositivi di drenaggio è essenziale.

Tromboembolia: i coaguli possono formarsi e causare un ictus o un'embolia polmonare.

Insufficienza renale: i reni possono essere interessati da un intervento chirurgico o dalla circolazione extracorporea. I livelli di urea e creatinina vengono monitorati.

Malfunzionamento dell'innesto: dopo un trapianto di cuore, la funzione del nuovo cuore deve essere monitorata.

3. Altri parametri da monitorare:

Dolore: la gestione del dolore dei pazienti è fondamentale per il loro recupero.

Funzione polmonare: l'auscultazione e la misurazione della capacità polmonare aiutano a rilevare eventuali complicazioni respiratorie.

Segni neurologici: la coscienza, la capacità di movimento, il linguaggio e altri segni neurologici vengono valutati per individuare eventuali danni cerebrali.

4. Comunicazione con il paziente:

È fondamentale rassicurare i pazienti, informarli sull'operazione e rispondere alle loro domande. Questa comunicazione rafforza la fiducia del paziente nell'équipe medica e facilita la sua collaborazione durante la fase di monitoraggio.

Il monitoraggio post-operatorio immediato è una fase chiave nella gestione dei pazienti che hanno subito un intervento di cardiochirurgia. La velocità con cui vengono rilevate e gestite le potenziali complicazioni durante questo periodo può influenzare notevolmente l'esito e il recupero del paziente.

Gestione del dolore e il comfort del paziente

La gestione del dolore e il comfort del paziente dopo un intervento di cardiochirurgia sono fondamentali per un recupero ottimale. Un dolore mal controllato può ostacolare la guarigione, aumentare il rischio di complicazioni post-operatorie e influire negativamente sulla qualità di vita del paziente. Ecco una panoramica di questa gestione, che combina tecniche mediche, assistenza infermieristica e approcci complementari.

1. Valutazione del dolore :
Soprattutto, è fondamentale valutare regolarmente il dolore del paziente. Si possono utilizzare scale del dolore, come la scala analogica visiva (VAS) o la scala numerica. Anche l'espressione, la postura e il comportamento del paziente sono indicatori chiave.

2. Farmaci analgesici :
   Analgesici non oppioidi: come il paracetamolo o i farmaci antinfiammatori non steroidei (FANS), utilizzati per il dolore lieve o moderato.

   Oppioidi: come la morfina o il fentanil, prescritti per il dolore da moderato a grave. Richiedono un attento monitoraggio a causa dei loro effetti collaterali.

   Farmaci coadiuvanti: Come gli anticonvulsivi o gli antidepressivi, che possono essere utilizzati per trattare alcuni dolori neuropatici.

3. Tecniche non farmacologiche:
   Termoterapia: l'applicazione di calore o freddo può alleviare il dolore.

   Massaggio: può aiutare a rilassare i muscoli e a migliorare la circolazione.

   Rilassamento e respirazione profonda: aiutano a ridurre la tensione e l'ansia.

Mobilizzazione precoce: incoraggiare il paziente a muoversi e camminare può aiutare a prevenire la rigidità e a migliorare la circolazione.

4. Comfort del paziente:

Posizionamento: Assicurare una posizione comoda nel letto e cambiare regolarmente la posizione del paziente per prevenire le piaghe da decubito.

Igiene: la cura regolare della pelle e delle mucose, così come l'uso del collutorio, possono migliorare il comfort.

Alimentazione: la dieta giusta può aiutare la convalescenza e aumentare il benessere.

5. Educazione del paziente :

- È fondamentale informare i pazienti sull'importanza di riferire il loro dolore, sui farmaci prescritti e sui loro potenziali effetti collaterali. I pazienti devono anche essere informati sulle tecniche non medicinali a loro disposizione.

6. Monitoraggio regolare:

- Il dolore e il comfort del paziente devono essere rivalutati regolarmente per garantire l'efficacia degli interventi e per adattare il piano di cura, se necessario.

7. Approcci complementari :

- Possono essere esplorate anche tecniche come l'agopuntura, la terapia del movimento e la musica, a seconda delle esigenze e delle preferenze del paziente.

La gestione del dolore e del comfort dopo un intervento di cardiochirurgia è multidimensionale e richiede una stretta collaborazione tra il paziente, l'équipe sanitaria e i familiari. Una gestione efficace può accelerare il recupero, migliorare la soddisfazione del paziente e ridurre il rischio di complicazioni.

Educazione del paziente per il recupero a domicilio

L'educazione del paziente al recupero a casa dopo un intervento di cardiochirurgia è fondamentale per garantire un recupero sicuro ed efficace. Le prime settimane a casa richiedono un'attenzione particolare sia per il paziente che per chi lo assiste. Il ritorno a casa è un momento da attendere con impazienza, ma può anche essere fonte di ansia. La preparazione del paziente è quindi essenziale.

1. Attività fisiche :

   Mobilitazione progressiva: i pazienti devono aumentare gradualmente il loro livello di attività, iniziando con brevi passeggiate quotidiane.

   Limitazioni: evitare il sollevamento di carichi pesanti e le attività faticose per le prime settimane.

   Riabilitazione: se necessario, può essere consigliato un programma di riabilitazione cardiaca per rafforzare il cuore e migliorare la resistenza.

2. Cura delle ferite:

   Monitoraggio: esaminare quotidianamente la ferita per individuare eventuali segni di infezione, come arrossamento, trasudamento o distacco delle suture.

   Pulizia: segua le istruzioni fornite per la pulizia della ferita e il cambio delle medicazioni.

3. Farmaci :

   Rispetto delle prescrizioni: Prenda tutti i farmaci come prescritto, senza interruzioni, a meno che non sia stato consigliato diversamente dal suo medico.

   Effetti collaterali: sia consapevole di eventuali effetti collaterali e sappia quando rivolgersi al medico.

4. Nutrizione :

   Dieta equilibrata: adottare una dieta sana per il cuore, ricca di frutta, verdura e cereali integrali e povera di sale e grassi saturi.

Limitare i liquidi: a seconda del parere del medico, potrebbe essere necessario limitare l'assunzione di acqua.

5. Segnali di avvertimento :
   - Informare il paziente di eventuali sintomi che richiedono un'attenzione medica urgente, come dolore toracico, dispnea anomala, palpitazioni o edema.

6. Follow-up medico :
   Consultazioni: mantenga tutti gli appuntamenti post-operatori con il chirurgo e il cardiologo.

   Check-up: possono essere programmati controlli regolari, come esami del sangue o elettrocardiogrammi.

7. Benessere emotivo :
   Sostegno: incoraggiare i pazienti a esprimere i loro sentimenti e le loro preoccupazioni. La chirurgia cardiaca può avere un impatto emotivo.

   Gruppi di sostegno: alcuni pazienti traggono beneficio dal condividere le loro esperienze con altri che hanno subito un'operazione simile.

8. Altri consigli :
   Fumo: è fondamentale smettere di fumare per proteggere il cuore.

   Sonno: si assicuri di riposare a sufficienza, evitando sonnellini prolungati che possono disturbare il sonno notturno.

9. Implicazioni per gli assistenti:
I parenti devono essere formati per fornire l'assistenza necessaria e monitorare i sintomi. Svolgono un ruolo chiave nel fornire un supporto emotivo e pratico.

Il recupero a casa dopo un intervento di cardiochirurgia è una fase importante che richiede preparazione, educazione e supporto. Con gli strumenti e le informazioni giuste, i pazienti possono aspettarsi un ritorno a casa sicuro e una ripresa graduale delle loro attività.

Capitolo 6

SFIDE PSICOLOGICHE E EMOZIONALE

Capire lo stress e l'ansia del paziente

Il percorso medico, in particolare quando si tratta di operazioni significative come la cardiochirurgia, è costellato da momenti di incertezza e ansia per il paziente. Lo stress e l'ansia, sebbene siano in qualche misura universali, possono variare in intensità e natura da un individuo all'altro. Comprendere questi sentimenti è essenziale per fornire un'assistenza olistica.

1. Origini dello stress e dell'ansia :

    Paura dell'ignoto: non sapere cosa aspettarsi prima, durante e dopo l'intervento può essere fonte di ansia.

    Paura del dolore: il dolore post-operatorio o anche il dolore associato agli esami preliminari è una preoccupazione comune.

    Preoccupazioni sui risultati: paura che l'intervento chirurgico non abbia gli effetti desiderati o che porti a complicazioni.

    Implicazioni finanziarie: il costo del trattamento, dei farmaci e dell'assistenza post-operatoria può essere stressante.

2. Segni fisiologici :

Lo stress e l'ansia possono manifestarsi con sintomi come :

    Palpitazioni cardiache.

    Un aumento della pressione sanguigna.

    Disturbi del sonno.

    Mal di stomaco o problemi digestivi.

3. Conseguenze per il recupero :

Alti livelli di ansia possono :

    Prolunga il tempo di guarigione.

    Influenzare la capacità del paziente di seguire le raccomandazioni mediche.

    Esacerbare il dolore provato.

4. Strategie di ascolto e di comunicazione:

Fare domande: chiedere regolarmente ai pazienti come si sentono aiuta a identificare le loro preoccupazioni.

Rassicurazione: fornire informazioni chiare e precise può aiutare a demistificare l'intervento e a ridurre l'ansia.

Coinvolgere: coinvolgere i pazienti nelle decisioni relative alla loro assistenza significa che essi svolgono un ruolo attivo nella loro cura.

5. Tecniche di gestione dello stress:

Tecniche di rilassamento: la respirazione profonda, la meditazione o la visualizzazione possono aiutare a gestire l'ansia.

Terapia cognitivo-comportamentale: questo approccio può aiutare a identificare e modificare i pensieri negativi.

Supporto psicologico: un consulto con uno psicologo o uno psichiatra può essere utile.

Gruppi di sostegno: condividere la propria esperienza con altri pazienti può fornire un senso di solidarietà.

6. Implicazioni per i parenti :

È importante riconoscere che l'ansia del paziente può influenzare anche le persone vicine. Sostenerli e informarli su come si sente il paziente è fondamentale per un approccio integrato all'assistenza.

Riconoscere e affrontare lo stress e l'ansia del paziente è un aspetto essenziale dell'assistenza pre e post operatoria. Un'assistenza empatica e olistica non solo umanizza il percorso medico, ma può anche migliorare i risultati clinici e la soddisfazione del paziente.

Fornire un supporto emotivo

Fornire un supporto emotivo a un paziente, in particolare in un contesto medico, è vitale quanto l'assistenza fisiologica. La strada verso la guarigione non è semplicemente lastricata di farmaci e interventi chirurgici, ma è anche profondamente radicata nella dimensione psicologica del benessere. Il peso delle emozioni, che si tratti dell'ansia per una diagnosi, della paura di un intervento o dell'angoscia causata dal dolore, può spesso far passare in secondo piano i disturbi fisici stessi.

Il ruolo del personale medico, e più in generale delle persone che circondano il paziente, è essenziale in questo processo di supporto. Offrire un ascolto attento, essere presenti e rassicuranti, può fare la differenza. In questo delicato balletto di emozioni, il semplice atto di tenere la mano del paziente o di offrire parole di incoraggiamento può alleggerire il peso delle sue preoccupazioni. Ma questo sostegno non riguarda solo i gesti o le parole; si tratta anche di creare un ambiente favorevole alla serenità e alla fiducia.

Le consulenze psicologiche, le sessioni di rilassamento e meditazione e la formazione del personale sulla comunicazione empatica sono tutti strumenti preziosi. Anche i gruppi di sostegno, in cui i pazienti condividono le loro esperienze, possono fornire uno spazio sicuro in cui le emozioni non solo vengono riconosciute, ma anche valorizzate.

Ma il supporto emotivo non si ferma all'ospedale o alla clinica. La famiglia e gli amici hanno un ruolo importante da svolgere. La loro presenza, comprensione e pazienza possono aiutare i pazienti a sentirsi a terra, sostenuti e amati, creando una rete di sicurezza intorno a loro.

La dimensione emotiva dell'assistenza medica non è semplicemente un'aggiunta, ma è intrinsecamente legata al modo in cui i pazienti guariscono, percepiscono la loro malattia e ritrovano la strada per una vita piena e gratificante. Riconoscere, valorizzare e rispondere alle esigenze emotive è quindi un passo fondamentale in qualsiasi assistenza medica completa.

Prendersi cura della propria salute mentale

Prendersi cura della propria salute mentale non è solo un lusso, ma una necessità vitale. In un mondo in cui il ritmo della vita, le sfide quotidiane e le richieste della società sembrano infinite, prestare particolare attenzione al nostro benessere psicologico è essenziale per una vita equilibrata e soddisfacente.

Riconoscere le nostre emozioni è il primo passo per prendere in mano la nostra salute mentale. Ognuno di noi, in un momento o nell'altro, può provare stress, ansia, tristezza o altre emozioni. Questi sentimenti non sono un segno di debolezza; sono un riflesso delle nostre esperienze, delle nostre sfide e della nostra umanità. Accettarli, senza giudicarli, ci aiuta a comprendere meglio ciò che stiamo vivendo e a trovare soluzioni adeguate.

Anche le **abitudini di vita** giocano un ruolo cruciale. Una dieta equilibrata, l'esercizio fisico regolare e un sonno di qualità hanno tutti un'influenza positiva sul nostro stato mentale. Il legame tra corpo e mente è inestricabile, e prendersi cura di uno dei due porta invariabilmente benefici all'altro.

I momenti di relax e ringiovanimento sono essenziali. Che sia attraverso la meditazione, la lettura, le arti o semplicemente una passeggiata nella natura, è essenziale prendersi del tempo per disconnettersi, ricentrarsi e ricaricare le nostre batterie emotive.

Il dialogo e la condivisione possono rappresentare un'ancora di salvezza nei momenti difficili. Discutere delle nostre preoccupazioni con amici, familiari o professionisti può aiutare a mettere le cose in prospettiva, a trovare sostegno e a districare certe emozioni.

Anche l'**educazione e la consapevolezza** sono fondamentali. Comprendere i segnali d'allarme dei disturbi mentali, sapere quali sono le risorse disponibili e tenersi aggiornati sugli ultimi progressi nel campo della salute mentale può aiutare a prevenire e a gestire efficacemente le sfide psicologiche.

Non dimentichiamo che **chiedere aiuto** non è un segno di debolezza, ma di forza. In alcuni casi, consultare un professionista della salute mentale, sia esso un terapeuta, un consulente o uno psichiatra, può essere il modo migliore per affrontare e superare gli ostacoli.

Prendersi cura della propria salute mentale è un viaggio continuo di comprensione, accettazione e proattività. È un impegno verso noi stessi che ci permette non solo di navigare attraverso le tempeste della vita, ma anche di assaporare appieno i suoi momenti di serenità.

Capitolo 7

LAVORARE COME PARTE DI UN TEAM IN CARDIOCHIRURGIA

Comunicare efficacemente con chirurghi, anestesisti e altri membri del team

La comunicazione è l'arteria vitale che irriga l'intero processo medico, e assume una dimensione particolarmente cruciale all'interno di un team chirurgico. La complessità e la precisione richieste dalla cardiochirurgia rendono la comunicazione un elemento non negoziabile per la sicurezza e il benessere del paziente.

Navigare nel paesaggio dinamico ed esigente della sala operatoria richiede una notevole padronanza del linguaggio, dei gesti e delle capacità di ascolto. Capire le sfumature di ogni specialista, sia esso chirurgo o anestesista, è essenziale per anticipare le loro esigenze e agire di conseguenza. Lo scambio di informazioni deve essere chiaro, conciso e, soprattutto, tempestivo. Non si tratta solo di trasmettere messaggi, ma di capire le sfumature che si celano dietro ogni richiesta o indicazione.

La fiducia reciproca tra i membri del team è il cemento di questa comunicazione. Ogni professionista, consapevole del proprio ruolo e della propria responsabilità, deve anche riconoscere e valorizzare le competenze degli altri. È in questa fiducia che risiede la capacità di porre domande, chiedere chiarimenti o persino dare suggerimenti.

La sinergia con gli anestesisti, ad esempio, è fondamentale. I loro interventi, che vanno ben oltre la semplice sedazione, richiedono una stretta collaborazione per garantire il comfort e la sicurezza del paziente. Un dialogo costante e fluido assicura il mantenimento dei parametri vitali, la gestione del dolore e l'identificazione e il trattamento immediato di eventuali complicazioni.

Inoltre, la comunicazione non si limita ai momenti critici dell'operazione. Le riunioni pre-operatorie, in cui si discutono i dettagli e le strategie dell'operazione, sono altrettanto cruciali. Sono i momenti in cui si elabora un piano d'azione, si identificano i potenziali ostacoli e si allinea il team sugli obiettivi comuni.

Oltre alle parole, è importante prestare attenzione anche a ciò che non viene detto, ai gesti, al tono di voce e all'atmosfera generale della sala operatoria. In un ambiente in cui ogni secondo conta, una semplice espressione facciale o un gesto possono trasmettere un messaggio vitale.

Comunicare efficacemente con i chirurghi, gli anestesisti e gli altri membri del team è una danza delicata fatta di rispetto, ascolto e comprensione. È questa armonia, questa sinfonia di interazioni, che assicura che ogni paziente riceva la massima qualità di cura.

Il ruolo dell'infermiere
nelle riunioni multidisciplinari

Il ruolo dell'infermiere nelle riunioni multidisciplinari è molto più di quello di un semplice partecipante. Rappresenta il ponte tra il paziente e l'équipe medica, apportando una prospettiva unica che comprende le esigenze cliniche ed emotive del paziente. In questi incontri, in cui vari specialisti si riuniscono per discutere l'assistenza, l'infermiere svolge diversi ruoli essenziali.

In primo luogo, gli infermieri sono spesso i primi ad assistere alle reazioni dei pazienti al trattamento, siano esse fisiologiche, emotive o psicosociali. Possono fornire informazioni preziose sull'efficacia di un trattamento, sugli eventuali effetti collaterali e sulle preoccupazioni e i sentimenti del paziente. Questa prospettiva è fondamentale, in quanto garantisce che le decisioni prese siano centrate sul paziente e tengano conto dell'intera esperienza del paziente.

Inoltre, grazie alla loro formazione ed esperienza sul campo, gli infermieri possono contribuire attivamente alla discussione clinica. Possono fare domande, proporre soluzioni e persino, in alcuni casi, suggerire alternative basate sulla propria esperienza o sul feedback del paziente. Questo contributo è ancora più prezioso se l'infermiere ha una conoscenza approfondita della realtà quotidiana del paziente.

Gli infermieri svolgono anche un ruolo di coordinamento. Trovandosi all'incrocio di molte interazioni - con il paziente, la famiglia, i medici, i terapisti e gli altri membri del team di cura - sono spesso nella posizione migliore per garantire una comunicazione fluida tra tutte le parti interessate. Possono chiarire le istruzioni, ricordare informazioni cruciali o semplicemente assicurarsi che tutti siano sulla stessa lunghezza d'onda.

Gli infermieri contribuiscono anche con la loro esperienza nell'educazione e nella sensibilizzazione. Che si tratti di spiegare una patologia, discutere le implicazioni di un trattamento o guidare un paziente nella preparazione pre-operatoria, la loro capacità di tradurre concetti medici complessi in termini comprensibili è essenziale. In una riunione multidisciplinare, questa abilità può aiutare a formulare piani di cura che non solo soddisfino le esigenze cliniche, ma siano anche pragmatici e realizzabili.

Il ruolo dell'infermiere in questi incontri va oltre la semplice partecipazione. È una voce vitale, un sostenitore del paziente, un collaboratore chiave e un anello essenziale nella catena di assistenza. Nella vasta orchestra dell'assistenza sanitaria, l'infermiere è un musicista prezioso, la cui melodia influenza e arricchisce la sinfonia complessiva.

Gestire le situazioni di emergenza in squadra

Gestire le situazioni di emergenza in team è un balletto accuratamente coreografato, in cui ogni membro svolge un ruolo cruciale in una sinfonia di azioni interdipendenti. In questi momenti di intensità, quando ogni secondo conta, la coordinazione fluida, la comunicazione chiara e la fiducia reciproca sono fondamentali.

Quando si verifica una situazione di emergenza, è fondamentale che l'équipe medica sia in grado di adottare immediatamente una dinamica di emergenza. Ciò significa riunirsi rapidamente, valutare accuratamente la situazione e prendere decisioni informate nell'interesse del paziente.

Il primo passo è la valutazione. Che si tratti di distress respiratorio, arresto cardiaco o emorragia improvvisa, è essenziale stabilire rapidamente la gravità della situazione. Spesso è l'infermiere, data la sua immediata vicinanza al paziente, a dare l'allarme e a iniziare i primi interventi, chiamando i soccorsi.

In questi momenti, la comunicazione deve essere concisa e precisa. Ogni membro del team, sia esso medico, infermiere, anestesista o altro professionista sanitario, deve essere in grado di trasmettere informazioni essenziali con il minor numero di parole possibile, comprendendo e anticipando le esigenze degli altri. Uno sguardo, un gesto o una semplice parola possono essere sufficienti per trasmettere un messaggio vitale.

La fiducia reciproca è l'ingrediente segreto che fa funzionare questo complesso macchinario. Ogni professionista sa che i suoi colleghi sono stati addestrati per queste situazioni e che agiranno con competenza e diligenza. Non si tratta solo di fiducia nelle competenze tecniche, ma anche nella capacità di ciascun membro di mantenere la calma, stabilire le priorità e collaborare sotto pressione.

Il coordinamento è essenziale. In una situazione di emergenza, non c'è spazio per la duplicazione degli sforzi o per le esitazioni. Ogni azione deve essere orchestrata per evitare duplicazioni e garantire un'assistenza ottimale. Ciò può richiedere una gerarchia temporanea, con una persona (spesso il medico più anziano o il team leader) che prende le redini e dirige le operazioni.

Ma al di là dell'azione immediata, gestire le situazioni di emergenza in team significa anche sapersi sostenere a vicenda. Le emergenze sono difficili, sia fisicamente che emotivamente. Una parola di incoraggiamento, un gesto di sostegno o anche un semplice sguardo possono fare una grande differenza.

Di fronte a un'emergenza, il team medico diventa un'entità unita, con ogni membro che agisce con determinazione e precisione incrollabili. È una testimonianza della resilienza, della formazione e della dedizione dei professionisti della salute che, insieme, si impegnano a salvare vite umane.

Capitolo 8

TECNICHE
E PROCEDURE
SPECIFICHE
IN
CARDIOCHIRURGIA

Intervento chirurgico a cuore aperto e la chirurgia minimamente invasiva

La cardiochirurgia, con i suoi notevoli progressi tecnologici e medici, è un campo in costante evoluzione. Lo spettro va dalla chirurgia a cuore aperto, una procedura complessa e invasiva, alla chirurgia minimamente invasiva, che promette meno traumi e un recupero più rapido. La comprensione di questi due poli della cardiochirurgia è essenziale per gli infermieri e per tutti gli operatori sanitari coinvolti nell'assistenza ai pazienti cardiopatici.

Chirurgia cardiaca aperta
a) Definizione e processo:
L'intervento a cuore aperto è un'operazione importante in cui il torace del paziente viene aperto per consentire l'accesso diretto al cuore. In genere viene eseguito in regime di circolazione extracorporea, dove una macchina si occupa della circolazione del sangue mentre il cuore viene fermato per consentire l'intervento.

b) Procedure standard:
Le procedure tipiche includono interventi di bypass coronarico, sostituzioni di valvole e riparazioni di difetti cardiaci congeniti.

c) Ruolo dell'infermiere:
Gli infermieri svolgono un ruolo essenziale nella preparazione del paziente, nel monitoraggio intraoperatorio e nell'assistenza intensiva post-operatoria. Devono essere altamente qualificati per gestire le potenziali complicazioni e garantire un recupero stabile e continuo.

Chirurgia minimamente invasiva
a) Definizione e processo:
La chirurgia minimamente invasiva, nota anche come cardiochirurgia endoscopica, è una tecnica più recente che

cerca di minimizzare il trauma utilizzando incisioni molto più piccole e spesso evitando di aprire completamente il torace.

b) Procedure standard:
Viene spesso utilizzato per gli interventi valvolari e per alcuni interventi sulle arterie coronarie.

c) Ruolo dell'infermiere:
In questo contesto, gli infermieri devono avere familiarità con la tecnologia e le attrezzature specializzate, e devono essere in grado di offrire un'assistenza post-operatoria adeguata per promuovere un recupero rapido e ridurre al minimo le complicazioni.

Confronto e considerazioni per il futuro
a) Vantaggi e svantaggi:
Ogni tipo di intervento chirurgico offre vantaggi e svantaggi specifici. La chirurgia a cuore aperto, sebbene più invasiva, consente un accesso diretto e completo, mentre la chirurgia minimamente invasiva riduce significativamente il trauma e la durata del ricovero.

b) Scelta della procedura:
La scelta tra questi metodi dipende da una serie di fattori, tra cui la natura specifica della patologia cardiaca, le condizioni generali del paziente e le capacità tecniche del team chirurgico.

c) L'evoluzione futurista:
Il futuro della cardiochirurgia risiede probabilmente nel continuo sviluppo di tecniche minimamente invasive e robotiche, pur mantenendo la chirurgia a cuore aperto per i casi più complessi.

In questo contesto dinamico e in costante evoluzione, gli infermieri, insieme all'intera équipe medica, devono aggiornare continuamente le loro conoscenze e competenze, adattandosi ed evolvendo con la scienza e la tecnologia della cardiochirurgia per offrire la migliore assistenza possibile ai loro pazienti.

Cateterismo cardiaco e interventi percutanei

Il cateterismo cardiaco e gli interventi percutanei costituiscono un mondo a sé stante nel trattamento delle malattie cardiache. Queste procedure, meno invasive della chirurgia aperta, sono spesso preferite per la loro natura meno traumatica, i tempi di recupero più rapidi e il minor rischio di complicazioni.

Cateterismo cardiaco
a) Definizione e processo:
Il cateterismo cardiaco è una procedura diagnostica che consente di esaminare da vicino il funzionamento del cuore. Un catetere viene inserito in un'arteria (di solito nell'inguine o nel braccio) e guidato fino al cuore. Una volta posizionato, il catetere può essere utilizzato per misurare la pressione nelle varie camere del cuore o per iniettare un prodotto di contrasto, consentendo un'immagine dettagliata delle arterie coronarie.

b) Applicazioni:
Questa tecnica viene spesso utilizzata per rilevare blocchi o restringimenti delle arterie coronarie, per valutare le valvole cardiache o per diagnosticare altre condizioni cardiache.

c) Ruolo degli assistenti:
Preparare il paziente rassicurandolo sulla natura della procedura, monitorare l'avanzamento del catetere, anticipare le esigenze del cardiologo e monitorare il sito di

inserimento per qualsiasi segno di complicazione sono elementi cruciali del ruolo dell'infermiere.

Procedure percutanee

a) Definizione e processo:
Le procedure percutanee, come l'angioplastica, prevedono l'uso di cateteri e altri strumenti per trattare direttamente i problemi cardiaci senza dover ricorrere a un intervento chirurgico aperto. Nell'angioplastica, un palloncino viene gonfiato per aprire un'arteria ostruita, e spesso uno stent (un piccolo tubo di metallo) viene utilizzato per mantenere l'arteria aperta.

b) Applicazioni:
Queste procedure sono comunemente utilizzate per trattare l'ischemia cardiaca, alcuni aneurismi e altre condizioni vascolari. Possono anche essere utilizzate per trattare le malattie delle valvole cardiache senza dover ricorrere a un intervento chirurgico aperto.

c) Ruolo degli assistenti:
L'infermiere deve garantire un'adeguata preparazione del paziente, un monitoraggio costante durante la procedura e un'assistenza specifica post-procedura. La gestione del dolore, il monitoraggio dei segni vitali e l'osservazione del sito di inserimento per verificare la presenza di emorragie sono essenziali.

Considerazioni globali

I vantaggi delle procedure percutanee includono incisioni più piccole, un ricovero più breve e un recupero generalmente più rapido. Tuttavia, non sono prive di rischi e una valutazione adeguata è essenziale per determinare l'approccio migliore per ogni paziente.

Con il progredire della tecnologia, queste tecniche meno invasive continuano a svilupparsi e a migliorare, offrendo nuove opzioni di trattamento per i pazienti cardiopatici. Per gli infermieri e gli altri operatori sanitari, tenersi aggiornati su questi progressi e adattarsi alle nuove tecniche è essenziale per garantire un'assistenza ottimale e sicura ai loro pazienti.

TRAPIANTO DI CUORE: PROCESSO E ASSISTENZA POST-OPERATORIA

Il trapianto di cuore, un risultato medico impressionante, è spesso l'ultima opzione di trattamento per i pazienti con insufficienza cardiaca in fase terminale. Il processo è complesso e comporta un'assistenza multidisciplinare, prima, durante e dopo l'intervento. Per gli infermieri, una comprensione approfondita del processo di trapianto e dei requisiti post-operatori è fondamentale per garantire il benessere e la sopravvivenza del paziente.

Il processo di trapianto di cuore
a) Valutazione e selezione:
Prima di prendere in considerazione un paziente per il trapianto, viene effettuata una valutazione esaustiva per garantire che sia idoneo dal punto di vista medico e psicologico. Questa valutazione prende in considerazione la gravità dell'insufficienza cardiaca, la prognosi senza trapianto e la capacità del paziente di aderire al rigoroso regime post-operatorio.

b) In attesa della donazione:
Una volta che il paziente è approvato per il trapianto, viene inserito in una lista d'attesa per un donatore idoneo. Durante questo periodo, il paziente può richiedere un ricovero in ospedale per il supporto cardiaco o altri interventi per stabilizzare la sua condizione.

c) L'operazione:
Quando viene trovato un cuore compatibile, il paziente viene rapidamente preparato per l'intervento. Il trapianto in sé è un'operazione importante, in cui il cuore malato viene rimosso e sostituito dal cuore del donatore.

Assistenza post-operatoria
a) Sorveglianza intensiva:
Dopo il trapianto, il paziente viene solitamente ricoverato in un'unità di terapia intensiva, dove viene monitorato attentamente per evitare possibili complicazioni, come il rigetto del nuovo organo, infezioni o problemi circolatori.

b) Gestione della dimissione:
Una delle preoccupazioni principali dopo un trapianto è il rischio di rigetto del nuovo organo da parte del sistema immunitario del ricevente. Per evitarlo, ai pazienti vengono somministrati farmaci immunosoppressori. Gli infermieri svolgono un ruolo chiave nell'educare i pazienti sull'importanza di questi farmaci e sui loro possibili effetti collaterali.

c) Riabilitazione:
Il processo di recupero spesso comporta una riabilitazione per aiutare il paziente a recuperare forza e resistenza. Gli infermieri aiutano a coordinare e monitorare questa riabilitazione, assicurandosi che il paziente faccia progressi senza sovraccaricare il nuovo cuore.

d) Monitoraggio a lungo termine:
Il monitoraggio post-trapianto è un impegno che dura tutta la vita. I pazienti devono vedere regolarmente i loro medici e sottoporsi a esami per monitorare il funzionamento del nuovo cuore. Gli infermieri, spesso il primo punto di contatto per i pazienti tra queste visite, devono essere attenti ai segni di complicazioni o di non conformità al trattamento.

<u>e) Supporto emotivo:</u>
Il trapianto di cuore è un'esperienza carica di emozioni. Gli infermieri spesso svolgono un ruolo di supporto, aiutando i pazienti a gestire l'ansia, la depressione e le sfide psicologiche associate a tale procedura.

Il trapianto di cuore, pur offrendo una nuova possibilità di vita, comporta una serie di sfide. Gli infermieri, al centro dell'assistenza ai pazienti trapiantati, devono essere dotati non solo di conoscenze mediche, ma anche di capacità di comunicazione, empatia e supporto per aiutare i loro pazienti a superare questo periodo che cambia la vita.

Capitolo 9

GESTIONE COMPLICAZIONI SPECIFICHE

Aritmie post-operatorie

Le aritmie post-operatorie sono ritmi cardiaci irregolari che si verificano dopo un intervento al cuore. Sono comuni e possono variare da lievi e temporanee a gravi e potenzialmente fatali. La loro origine è multifattoriale, derivante da trauma chirurgico, alterazioni elettrolitiche, ischemia o infiammazione. La comprensione delle aritmie è essenziale per gli operatori sanitari, in particolare per gli infermieri, per garantire una gestione ottimale del paziente.

Tipi di aritmia post-operatoria

a) Fibrillazione atriale (FA):
È l'aritmia post-operatoria più comune dopo un intervento al cuore, in particolare alla valvola cardiaca. La FA può aumentare il rischio di ictus e spesso richiede un trattamento anticoagulante.

b) Flutter atriale:
Simile alla FA, il flutter atriale comporta un'attività elettrica rapida ma più organizzata negli atri. Può convertirsi in fibrillazione atriale o viceversa.

c) Blocchi cardiaci:
Può trattarsi di blocchi atrioventricolari di vario grado. In alcuni casi, può essere necessario l'impianto temporaneo o permanente di un pacemaker.

d) Tachicardia ventricolare (VT):
Meno comune della fibrillazione atriale, ma potenzialmente più pericoloso, il VT può degenerare in fibrillazione ventricolare, un'emergenza medica.

Fattori di rischio

I fattori che possono contribuire alle aritmie post-operatorie includono gli squilibri elettrolitici (in particolare potassio e magnesio), l'età avanzata, l'insufficienza cardiaca preesistente, l'ipertensione e la natura e la durata dell'intervento.

Prendere in mano la situazione
<u>a) Sorveglianza:</u>
Un attento monitoraggio è fondamentale. In genere, i pazienti vengono monitorati continuamente per individuare eventuali irregolarità in fase iniziale.

<u>b) Farmaci:</u>
Possono essere prescritti farmaci antiaritmici, come l'amiodarone. Possono essere necessari anche degli anticoagulanti per prevenire le complicazioni tromboemboliche.

<u>c) Cardioversione:</u>
Se un'aritmia non si risolve con i farmaci, si può eseguire una cardioversione elettrica (shock) per ripristinare un ritmo normale.

<u>d) Modulazione dei fattori di rischio:</u>
Corregga gli squilibri elettrolitici, controlli il dolore per ridurre al minimo lo stress e limiti la caffeina e altri stimolanti.

Il ruolo degli infermieri
Gli infermieri svolgono un ruolo centrale nel rilevare, gestire ed educare i pazienti sulle aritmie post-operatorie. Devono essere formati per riconoscere le aritmie sui monitor, per gestire i farmaci antiaritmici e per preparare e assistere durante la cardioversione. Inoltre, è essenziale l'educazione dei pazienti sul riconoscimento dei sintomi dell'aritmia e sulla necessità di un intervento tempestivo.

Le aritmie post-operatorie sono una delle principali preoccupazioni dopo la chirurgia cardiaca. Una gestione appropriata e proattiva può ridurre al minimo le complicanze e migliorare i risultati del paziente.

Insufficienza cardiaca post-chirurgico

L'insufficienza cardiaca post-chirurgica è una grave complicazione che può verificarsi dopo un intervento al cuore. È caratterizzata dall'incapacità del cuore di pompare una quantità di sangue sufficiente a soddisfare le esigenze dell'organismo. Questa condizione può derivare da una serie di fattori, che vanno dalla lesione cardiaca diretta durante l'intervento alle complicazioni indirette. Una gestione tempestiva ed efficace di questa condizione è essenziale per ottimizzare i risultati del paziente.

Cause dell'insufficienza cardiaca post-chirurgica
a) Danno miocardico diretto:
La manipolazione o l'incisione del muscolo cardiaco durante l'intervento chirurgico può compromettere temporaneamente la funzione cardiaca.

b) Ischemia miocardica:
L'insufficiente apporto di ossigeno al muscolo cardiaco, spesso dovuto all'occlusione o alla riduzione del flusso sanguigno nelle arterie coronarie, può portare all'insufficienza cardiaca.

c) Ipertensione post-operatoria:
L'ipertensione arteriosa dopo un intervento chirurgico può aumentare il carico di lavoro del cuore, causando o peggiorando l'insufficienza cardiaca.

d) Complicazioni valvolari:
I problemi alle valvole cardiache, sia preesistenti che derivanti da un intervento chirurgico, possono portare all'insufficienza cardiaca.

e) Aritmie:

Come già detto, le irregolarità del ritmo cardiaco possono disturbare l'efficienza di pompaggio del cuore.

Sintomi e segni

a) Dispnea:

Respiro affannoso, in particolare quando fa esercizio fisico o si sdraia.

b) Edema:

Gonfiore, di solito delle gambe, delle caviglie o dei piedi, causato da un accumulo di liquidi.

c) Stanchezza:

La debolezza o l'esaurimento possono derivare da un apporto insufficiente di ossigeno ai tessuti.

d) Distensione giugulare:

Si può osservare un gonfiore delle vene del collo.

e) Rantoli polmonari:

Quando si auscultano i polmoni, si possono sentire delle crepitazioni.

Cura e assistenza

a) Farmaci:

Possono essere prescritti diuretici per ridurre i liquidi in eccesso, inotropi per rafforzare la forza di contrazione del cuore e altri farmaci per migliorare la funzione cardiaca.

b) Ossigenoterapia:

La somministrazione di ossigeno supplementare può aiutare a compensare la mancanza di ossigeno dovuta alla cattiva circolazione.

c) Sorveglianza:
Un attento monitoraggio, che comprende ecocardiografia, elettrocardiografia e altri esami, è essenziale per valutare e adattare il trattamento.

d) Procedure invasive:
Nei casi più gravi, possono essere necessari dispositivi di assistenza ventricolare o addirittura un trapianto di cuore.

Il ruolo degli infermieri
Gli infermieri sono in prima linea nel rilevare i segni di insufficienza cardiaca post-chirurgica. Valutano regolarmente lo stato emodinamico del paziente, somministrano i farmaci prescritti, monitorano gli effetti collaterali e le risposte al trattamento, e istruiscono i pazienti e le loro famiglie sull'assistenza e il monitoraggio a domicilio. La loro vigilanza e competenza sono essenziali per ottimizzare l'assistenza ai pazienti con questa complicanza.

L'insufficienza cardiaca post-chirurgica, sebbene sia una complicanza temuta, è gestibile con la giusta gestione. La diagnosi precoce, l'intervento tempestivo e la stretta collaborazione tra medici, infermieri e altri operatori sanitari sono la chiave per un risultato ottimale.

Complicazioni legate a dispositivi medici (pacemaker, shunt, valvole)

I dispositivi medici come pacemaker, shunt e valvole cardiache hanno rivoluzionato il trattamento delle malattie cardiache. Questi interventi salvavita hanno migliorato e prolungato la vita di milioni di pazienti. Tuttavia, come ogni intervento medico, non sono privi di potenziali complicazioni. Comprendere e monitorare queste complicanze è essenziale per garantire la sicurezza del paziente.

Pacemaker
a) Infezione:
Anche se rara, l'infezione del sito implantare è una complicanza grave che può richiedere la rimozione del dispositivo e una terapia antibiotica prolungata.

b) Spostare le sonde:
I fili del pacemaker possono talvolta spostarsi dalla loro posizione iniziale, richiedendo un riposizionamento.

c) Batterie scariche:
Le batterie del pacemaker hanno una durata limitata e devono essere sostituite periodicamente.

d) Interferenza:
Altri dispositivi elettronici o medici, come i defibrillatori o alcune macchine mediche, possono interferire con il funzionamento del pacemaker.

Innesti di bypass coronarico
a) Occlusione dell'innesto:
Gli elettrocateteri possono bloccarsi nel tempo, provocando un'ischemia o un attacco cardiaco.

b) Emorragia post-operatoria:
Tutti gli interventi di chirurgia cardiaca possono provocare emorragie, che possono richiedere un intervento.

c) Problemi polmonari:
La polmonite e l'accumulo di liquidi nei polmoni sono possibili complicazioni.

Valvole cardiache
a) Trombosi valvolare:

Sulle valvole artificiali o intorno ad esse possono formarsi dei coaguli di sangue, che possono ostruire il flusso sanguigno o causare un'embolia.

b) Endocardite:
Le infezioni possono colpire le valvole, in particolare quelle artificiali.

c) Disfunzione valvolare:
Le valvole possono deteriorarsi o non funzionare correttamente, causando perdite (rigurgito) o restringimenti (stenosi).

d) Emorragia:
Alcuni pazienti con valvole meccaniche richiedono un'anticoagulazione a vita, che aumenta il rischio di emorragia.

La tecnologia medica in cardiologia ha fatto passi da gigante, offrendo soluzioni innovative a problemi cardiaci prima intrattabili. Tuttavia, è fondamentale rimanere vigili sulle possibili complicazioni. Il coinvolgimento degli operatori sanitari, e in particolare degli infermieri, nell'educazione, nel monitoraggio e nella gestione dei pazienti dotati di questi dispositivi è essenziale per garantire non solo la longevità di queste procedure, ma anche il benessere generale del paziente.

Capitolo 10

STRUMENTI E TECNOLOGIA IN CARDIOCHIRURGIA

Monitor cardiaci
e apparecchiature di monitoraggio

I monitor cardiaci e i dispositivi di monitoraggio sono strumenti essenziali in cardiologia, in quanto consentono di osservare l'attività elettrica ed emodinamica del cuore in tempo reale. Vengono utilizzati in diversi contesti, dal monitoraggio post-operatorio alle unità di terapia intensiva e alle cliniche ambulatoriali.

Monitor cardiaci
a) Elettrocardiogramma (ECG):
Si tratta di una rappresentazione grafica dell'attività elettrica del cuore. Può identificare aritmie, segni di ischemia e altre anomalie cardiache.

b) Monitor Holter:
Questi dispositivi portatili registrano l'ECG del paziente per 24 ore o più. Sono spesso utilizzati per rilevare le aritmie intermittenti.

c) Monitor di telemetria:
Utilizzati soprattutto negli ospedali, questi dispositivi wireless consentono di monitorare gli ECG dei pazienti a distanza, di solito da una stazione centrale.

Apparecchiature per il monitoraggio emodinamico
a) Monitor della pressione sanguigna:
Possono essere non invasivi (bracciali) o invasivi (cateteri arteriosi).

b) Pulsossimetri:
Questi dispositivi misurano la saturazione di ossigeno nel sangue, di solito dal dito, dal lobo dell'orecchio o dal piede.

c) Ecocardiografia:
Utilizzando gli ultrasuoni, questo dispositivo può visualizzare le strutture cardiache, valutare la funzione cardiaca e rilevare le anomalie.

d) Cateterismo cardiaco e monitor della pressione intracardiaca:
Cateteri speciali, inseriti nel cuore, possono misurare la pressione all'interno delle varie camere cardiache.

Tecnologie emergenti
a) Monitor portatili e indossabili:
Dispositivi come gli smartwatch e i cerotti cardiaci possono ora monitorare la frequenza cardiaca e altri parametri in tempo reale, avvisando gli utenti di eventuali irregolarità.

b) Sistemi di sorveglianza remota:
I pazienti possono essere monitorati a casa utilizzando dispositivi che trasmettono i dati in tempo reale agli operatori sanitari.

Importanza del monitoraggio
Il monitoraggio cardiaco è fondamentale non solo per rilevare le anomalie, ma anche per guidare il trattamento. Infermieri, medici e altri operatori sanitari si affidano a questi dispositivi per prendere decisioni informate sulla gestione del paziente.
Inoltre, la possibilità di monitorare i pazienti in tempo reale, sia in ospedale che a casa, offre tranquillità ai pazienti e alle loro famiglie, sapendo che le anomalie possono essere rilevate rapidamente.

I monitor cardiaci e i dispositivi di monitoraggio sono al centro dell'assistenza cardiologica moderna. Con la continua evoluzione della tecnologia, questi strumenti stanno diventando sempre più sofisticati, offrendo una migliore comprensione del cuore e facilitando la gestione ottimale del paziente.

L'uso degli ultrasuoni
e Doppler in sala operatoria

Gli ultrasuoni e il Doppler hanno conquistato un posto importante in sala operatoria, soprattutto grazie alla loro capacità di fornire immagini in tempo reale delle strutture interne senza l'uso di radiazioni. Queste tecniche hanno rivoluzionato la gestione intraoperatoria, offrendo a chirurghi e anestesisti una migliore comprensione dell'anatomia e della fisiologia del paziente.

Gli ultrasuoni in sala operatoria
a) Guida per le procedure:
Gli ultrasuoni sono spesso utilizzati per guidare procedure come l'inserimento di cateteri venosi centrali, l'esecuzione di punture o biopsie, o la localizzazione precisa di masse o fluidi.

b) Valutazione cardiaca:
L'ecocardiografia transesofagea (TEE) viene comunemente utilizzata durante un intervento di cardiochirurgia per valutare la funzione cardiaca, la presenza di aria nelle camere cardiache o per visualizzare le valvole.

c) Valutazione polmonare:
L'ecografia polmonare può aiutare a rilevare anomalie come pneumotorace, versamenti pleurici o consolidamento polmonare.

Doppler in sala operatoria
a) Valutazione del flusso sanguigno:
Il Doppler, che misura il movimento dei globuli rossi, può essere utilizzato per valutare il flusso sanguigno nei vasi. Questo può essere fondamentale durante un intervento di chirurgia vascolare o per verificare la vitalità di un organo trapiantato.

b) Rilevamento di stenosi o ostruzioni:
Misurando la velocità del flusso sanguigno, il Doppler può aiutare a localizzare e quantificare i restringimenti nelle arterie o nelle vene.

c) Monitoraggio della perfusione cerebrale:
Il Doppler transcranico viene utilizzato durante alcuni interventi chirurgici per assicurarsi che il cervello sia adeguatamente perfuso.

Vantaggi degli ultrasuoni e del Doppler
a) Non invasivo:
Queste tecniche non richiedono una procedura invasiva, riducendo così i rischi associati.

b) Nessuna deregistrazione:
A differenza dei raggi X o della TAC, gli ultrasuoni e il Doppler non utilizzano radiazioni, il che è particolarmente importante per gli interventi chirurgici lunghi.

c) Immagini in tempo reale:
I chirurghi e gli anestesisti possono prendere decisioni basate sulle informazioni attuali e non su immagini pre-operatorie che potrebbero non essere più rappresentative della situazione.

L'integrazione di ultrasuoni e Doppler in sala operatoria ha indubbiamente migliorato la sicurezza e l'efficienza delle procedure chirurgiche. Questi strumenti offrono una finestra diretta sull'anatomia e la fisiologia del paziente, consentendo una migliore gestione e riducendo potenzialmente le complicazioni. Come per ogni tecnologia, il loro utilizzo richiede formazione e competenza, ma i vantaggi che apportano li rendono strumenti preziosi per l'équipe chirurgica.

Innovazioni recenti e il loro impatto sulla pratica infermieristica

Il mondo della medicina ha assistito a molte innovazioni negli ultimi anni. Questi progressi, sia nelle nuove tecnologie che nelle metodologie, hanno un impatto profondo sulla pratica infermieristica, trasformando il modo in cui vengono erogate le cure e migliorando la qualità dell'assistenza ai pazienti. Esploriamo queste innovazioni e il loro impatto sulla professione infermieristica.

Telemedicina e assistenza a distanza
Con lo sviluppo delle tecnologie di comunicazione, la telemedicina è diventata una realtà. Per gli infermieri :
a) Monitoraggio remoto: i dispositivi portatili consentono il monitoraggio continuo di vari parametri fisiologici, con avvisi trasmessi in tempo reale agli assistenti.
b) Consultazioni virtuali: gli infermieri possono ora consultare i pazienti a distanza, il che è particolarmente utile per le popolazioni remote o con mobilità ridotta.

Intelligenza artificiale (AI) e analisi dei dati
a) Assistenza diagnostica: algoritmi sofisticati possono aiutare a identificare le anomalie nei dati del paziente, fornendo un valido supporto nel processo diagnostico.
b) Gestione dei casi: i sistemi di AI possono automatizzare alcune attività amministrative, liberando tempo per l'assistenza diretta ai pazienti.

Robotica e automazione
a) Robot di assistenza: in alcuni ospedali, i robot assistono il personale infermieristico nel trasporto di farmaci o attrezzature, o anche in compiti come la disinfezione.
b) Chirurgia assistita da robot: sebbene sia generalmente gestita dai chirurghi, questa tecnologia richiede che il personale infermieristico sia formato sulle specificità

dell'assistenza robotica, in particolare per quanto riguarda la preparazione e la manutenzione.

Formazione e realtà virtuale
a) Simulazioni: Gli infermieri possono esercitarsi in procedure complesse in un ambiente virtuale, prima di eseguirle su pazienti reali.
b) Monitoraggio delle competenze: i sistemi di realtà virtuale possono valutare le competenze degli infermieri in tempo reale, consentendo un miglioramento continuo.

Innovazioni nei farmaci e nei trattamenti
I progressi della genomica e della farmacologia personalizzata significano che i trattamenti possono essere adattati all'individuo. Gli infermieri svolgono un ruolo essenziale nel monitoraggio delle risposte dei pazienti e nella gestione degli effetti collaterali.

Impatto sulla pratica infermieristica
a) Requisiti di formazione: la necessità di una formazione continua per stare al passo con le ultime tecnologie.
b) Migliorare la qualità dell'assistenza: le innovazioni possono consentire di individuare i problemi in una fase precoce e di intervenire in modo più efficace.
c) Nuove sfide etiche: la tecnologia solleva domande sulla privacy del paziente, sulla sicurezza dei dati e sull'accesso equo alle cure.

Le innovazioni della medicina e della tecnologia hanno trasformato profondamente la professione infermieristica. Se da un lato questi progressi offrono molte opportunità per migliorare l'assistenza ai pazienti, dall'altro richiedono agli infermieri di adattarsi continuamente, di apprendere nuove competenze e di affrontare nuove sfide. Tuttavia, al centro di questi cambiamenti, l'essenza della professione infermieristica - la compassione, l'empatia e l'impegno per il benessere dei pazienti - rimane incrollabile.

Capitolo 11

SICUREZZA DEL PAZIENTE E PREVENZIONE DELLE INFEZIONI

Infezioni associate all'assistenza sanitaria e la loro prevenzione

Le infezioni associate all'assistenza sanitaria (HAI) sono una delle principali preoccupazioni delle strutture sanitarie. Si verificano quando un paziente viene infettato durante l'erogazione di cure mediche. Le infezioni nosocomiali possono avere conseguenze gravi, che vanno dal ricovero ospedaliero prolungato a sequele permanenti e persino alla morte. Comprendere le loro origini e i loro meccanismi è essenziale per mettere in atto misure preventive efficaci.

Origini degli IAS
Le infezioni possono essere causate da una varietà di microrganismi, tra cui batteri, virus e funghi. In un ambiente medico :
a) Flora endogena: i pazienti sono naturalmente portatori di microrganismi che, in determinate circostanze, possono diventare patogeni.
b) Trasmissione incrociata: gli operatori possono trasmettere involontariamente microrganismi da un paziente all'altro.
c) Ambiente ospedaliero: le superfici, l'aria e l'acqua possono essere contaminate e diventare fonti di infezione.

Tipi attuali di IAS
a) Infezioni del sito chirurgico: si verificano dopo un intervento chirurgico.
b) Infezioni associate a cateteri: in particolare, infezioni del sito di inserimento o del flusso sanguigno associate a cateteri venosi centrali.
c) Polmonite associata alla ventilazione: nei pazienti sottoposti a ventilazione meccanica.
d) Infezioni delle vie urinarie associate alla cateterizzazione della vescica.

Prevenzione delle infezioni nosocomiali

a) Igiene delle mani: il lavaggio regolare e accurato delle mani è il modo più efficace per prevenire la trasmissione.

b) Indossare i dispositivi di protezione personale: guanti, maschere, camici e occhiali possono proteggere sia l'assistente che il paziente.

c) Tecniche asettiche: quando si eseguono procedure invasive, per garantire un ambiente sterile.

d) Pulizia e disinfezione: pulizia regolare delle superfici e delle apparecchiature mediche.

e) Formazione e consapevolezza: informare e formare regolarmente il personale medico sulla buona prassi.

f) Sorveglianza e audit: identificare rapidamente i focolai di infezione e intervenire.

g) Vaccinazione: proteggere i pazienti e il personale da alcune infezioni.

h) Precauzioni di isolamento: Per i pazienti infetti o colonizzati da microrganismi resistenti o altamente trasmissibili.

Le infezioni associate all'assistenza sanitaria sono un importante problema di salute pubblica e di sicurezza dei pazienti. La prevenzione si basa su una combinazione di misure semplici e complesse che coinvolgono tutto il personale medico. Grazie alla vigilanza costante, alla formazione continua e alla cultura della sicurezza, è possibile ridurre in modo significativo il rischio di infezioni nosocomiali e garantire una migliore qualità dell'assistenza a tutti i pazienti.

Protocolli di asepsi e sterilizzazione nella chirurgia cardiaca

L'asepsi e la sterilizzazione nella chirurgia cardiaca sono fondamentali per prevenire le infezioni post-operatorie. Un protocollo rigoroso è essenziale per garantire la sicurezza del paziente. L'integrità di questi protocolli garantisce un intervento chirurgico privo di contaminazioni.

Protocollo di asepsi

a) Lavaggio delle mani: un lavaggio accurato delle mani, della durata di 2-6 minuti, utilizzando una tecnica chirurgica con una spazzola speciale e un antisettico adatto, è il primo passo.

b) Indossare indumenti sterili: gli indumenti chirurgici, costituiti da camice, maschera, cuffia e guanti sterili, sono essenziali. Per le procedure ad alto rischio si raccomanda il doppio guanto.

c) Preparazione del paziente: L'area chirurgica viene rasata (se necessario) e poi pulita con una soluzione antisettica, spesso a base di iodio o clorexidina.

d) Uso di teli sterili: vengono posizionati intorno all'area operatoria per creare uno spazio sterile.

e) Manipolazione asettica: qualsiasi materiale o strumento che entra nel campo sterile deve essere manipolato in modo asettico.

Protocollo di sterilizzazione

a) Pre-pulizia: prima della sterilizzazione, gli strumenti devono essere puliti a fondo. Gli strumenti vengono bagnati e spazzolati per rimuovere qualsiasi residuo.

b) Autoclave: gli strumenti chirurgici vengono inseriti in un'autoclave che utilizza vapore pressurizzato per uccidere i microrganismi.

c) Gas di ossido di etilene: per gli strumenti che non possono essere sterilizzati in autoclave, come alcuni componenti elettronici o in plastica.

d) Controllo della sterilità: dopo la sterilizzazione, viene effettuato un controllo, generalmente utilizzando indicatori chimici o biologici, per garantire che il processo sia stato efficace.

e) **Conservazione: gli** strumenti sterilizzati devono essere conservati in un luogo pulito, asciutto e privo di polvere.

f) **Manipolazione post-sterilizzazione: gli** strumenti sterilizzati vengono maneggiati con cura per evitare la contaminazione prima dell'uso.

Caratteristiche speciali della cardiochirurgia

Nella cardiochirurgia, alcune apparecchiature, come cannule, circuiti di supporto circolatorio o pacemaker, richiedono un'attenzione particolare per quanto riguarda la sterilizzazione. Inoltre, data la complessità di alcune procedure, l'équipe chirurgica deve assicurarsi che ogni membro sia ben informato e formato sui protocolli di asepsi e sterilizzazione.

L'osservanza scrupolosa dei protocolli di asepsi e sterilizzazione in cardiochirurgia è fondamentale. La minima mancanza può portare a gravi complicazioni per il paziente. Ogni membro dell'équipe chirurgica ha un ruolo decisivo nel garantire la sicurezza e il successo dell'operazione.

Gestire le situazioni contaminazione o errori medici

La gestione di situazioni di contaminazione o di errori medici è una sfida importante per le strutture sanitarie. Anche se rari, questi eventi possono avere conseguenze drammatiche per i pazienti e portare a una perdita di fiducia nel sistema sanitario. Un approccio sistematico, trasparente e attento è essenziale per gestire queste situazioni.

Riconoscimento e valutazione

a) **Identificazione rapida:** non appena si sospetta o si identifica una contaminazione o un errore, è fondamentale informare il team medico interessato.

b) Valutazione clinica del paziente: Il paziente deve essere valutato immediatamente per determinare la gravità della situazione e gli interventi necessari.

Comunicazione

a) Informare il paziente: è fondamentale informare il paziente o la sua famiglia in modo trasparente, onesto ed empatico, spiegando cosa è successo, le implicazioni e i passi successivi.

b) Segnalazione interna: Gli errori medici e le contaminazioni devono essere segnalati utilizzando i sistemi interni della struttura per garantire la tracciabilità e la successiva analisi.

Intervento medico

a) Trattamento immediato: a seconda della natura dell'errore o della contaminazione, possono essere necessari interventi medici per stabilizzare il paziente o prevenire complicazioni.

b) Follow-up: i pazienti devono ricevere un follow-up regolare per individuare e gestire eventuali effetti collaterali.

Analisi dell'evento

a) Riunione di analisi: viene organizzata una riunione del team per comprendere la catena di eventi che ha portato all'errore o alla contaminazione.

b) Approccio sistemico: gli errori sono generalmente il risultato di una serie di mancanze sistemiche e non la colpa di un singolo individuo. È essenziale adottare un approccio sistemico per identificare le cause profonde.

Misure correttive

a) Miglioramenti procedurali: in base all'analisi dell'evento, potrebbero essere necessarie modifiche ai protocolli e alle procedure per evitare che l'errore si ripeta.

b) Formazione: i team possono richiedere una formazione supplementare per evitare errori simili in futuro.

<u>Supporto psicologico</u>

a) Per il paziente: Subire un errore o una contaminazione medica può essere traumatico. Ai pazienti e alle loro famiglie deve essere offerto un supporto psicologico.

b) Per il team medico: gli assistenti coinvolti possono sentirsi in colpa, stressati o ansiosi. Devono anche ricevere un sostegno psicologico e un forum di discussione.

La gestione di situazioni di contaminazione o di errore medico richiede una risposta multidimensionale, incentrata sul paziente ma anche attenta al benessere del team medico. La trasparenza, l'empatia e l'impegno a migliorare continuamente i sistemi sanitari sono essenziali per ripristinare la fiducia e garantire la sicurezza dei pazienti in futuro.

Capitolo 12

FARMACOLOGIA IN CARDIOCHIRURGIA

Farmaci cardiotropi
e la loro amministrazione

I farmaci cardiotropi sono una classe essenziale di medicinali in cardiologia. Agiscono in modo specifico sul cuore e sui vasi sanguigni per trattare diverse patologie cardiache, migliorando la qualità di vita dei pazienti e, in molti casi, aumentando la loro aspettativa di vita.
Introduzione ai farmaci cardiotropi

I farmaci cardiotropi sono essenzialmente progettati per influenzare la funzione cardiaca. Sia che vengano utilizzati per regolare la frequenza cardiaca, aumentare o diminuire la forza di contrazione o influenzare la pressione sanguigna, questi farmaci svolgono un ruolo fondamentale nella gestione delle malattie cardiache.

Categorizzazione dei farmaci cardiotropi

Inotropi: Questi farmaci influenzano la forza di contrazione del muscolo cardiaco.

Esempi: digossina, dobutamina.

Cronotropi: agiscono sulla frequenza cardiaca.

Esempi: atropina (positiva), propranololo (negativo).

Dromotropi: Questi farmaci influenzano la velocità della conduzione elettrica nel cuore.

Esempi: beta-bloccanti, verapamil.

Vasodilatatori: dilatano i vasi sanguigni, riducendo la resistenza periferica e la pressione sanguigna.

Esempi: nitrati, diltiazem.

Diuretici: aumentano la produzione di urina, aiutando a ridurre il carico di lavoro del cuore grazie alla riduzione del volume del sangue.

Esempi: furosemide, idroclorotiazide.

Amministrazione e supervisione

La somministrazione di farmaci cardiotropi richiede un'attenzione particolare e un monitoraggio regolare a causa del loro impatto diretto sulla funzione cardiaca.

Dosaggio: è fondamentale somministrare la dose corretta, poiché una dose insufficiente può essere inefficace, mentre una dose eccessiva può causare gravi effetti collaterali.

Vie di somministrazione: alcuni farmaci vengono somministrati per via orale, altri per via endovenosa e altri ancora con metodi più specializzati. La via di somministrazione viene scelta in base alle condizioni del paziente e alla velocità di azione richiesta.

Monitoraggio: i segni vitali, in particolare la pressione sanguigna, la frequenza cardiaca e la frequenza respiratoria, devono essere monitorati regolarmente. Potrebbero essere necessari anche degli esami del sangue per monitorare i livelli del farmaco o rilevare possibili effetti collaterali.

Interazioni farmacologiche: molti farmaci cardiotropi possono interagire con altri farmaci, richiedendo un'attenta gestione e monitoraggio della prescrizione.

I farmaci cardiotropi sono strumenti indispensabili nel trattamento delle malattie cardiache. Tuttavia, la loro efficacia dipende da una corretta somministrazione, da un monitoraggio rigoroso e da una comprensione approfondita del loro meccanismo d'azione e delle potenziali interazioni.

Interazione e monitoraggio effetti collaterali

L'interazione tra farmaci e il monitoraggio degli effetti collaterali sono fattori chiave nella gestione dei pazienti sottoposti a trattamento cardioterapico e, più in generale, a qualsiasi trattamento medico. La capacità di anticipare, identificare e gestire questi fattori può non solo ottimizzare l'efficacia del trattamento, ma anche prevenire complicazioni potenzialmente gravi.

Interazioni farmacologiche
Le interazioni farmacologiche si verificano quando l'effetto di un farmaco viene alterato dall'assunzione di un altro farmaco, cibo, bevanda o sostanza. Possono potenziare o diminuire l'effetto terapeutico, o dare origine a nuovi effetti indesiderati.

Tipi di interazioni :

Sinergico: due farmaci agiscono insieme per produrre un effetto più forte o aggiuntivo.

Antagonisti: Un farmaco riduce l'efficacia dell'altro.

Cambiamenti metabolici: alcuni farmaci possono influenzare il modo in cui altri farmaci vengono metabolizzati nell'organismo.

Prevenzione :

È fondamentale conoscere tutti i farmaci e gli integratori alimentari che il paziente sta assumendo.

I database dei farmaci e i moderni strumenti informatici possono aiutare a identificare le potenziali interazioni.

Gestione :

Se viene identificata un'interazione, potrebbe essere necessario modificare la dose o cambiare il farmaco.

Spesso è necessario un attento monitoraggio clinico per garantire che il paziente rimanga stabile.

Ogni farmaco può potenzialmente causare effetti collaterali, alcuni minori, altri più gravi.

Identificazione :
>Una comunicazione aperta con il paziente è essenziale. Il paziente deve essere incoraggiato a riferire qualsiasi sintomo insolito.
>Per alcuni farmaci possono essere necessari controlli regolari, in particolare esami del sangue, per identificare le anomalie prima che diventino un problema.

Gestione :
>Se viene identificato un effetto collaterale, occorre valutarne la gravità. In alcuni casi, sarà sufficiente un semplice monitoraggio; in altri, potrebbe essere necessario un adeguamento del trattamento o il ricovero in ospedale.
>L'educazione dei pazienti è essenziale. Devono essere informati sui potenziali effetti collaterali dei loro farmaci e su cosa fare se si verificano.

Le interazioni farmacologiche e gli effetti collaterali possono rappresentare una sfida per la gestione medica, ma con un monitoraggio appropriato, una comunicazione efficace e una solida educazione del paziente, queste sfide possono essere superate, assicurando la migliore assistenza possibile al paziente.

Anticoagulanti e antitrombotici: gestione e monitoraggio

Gli anticoagulanti e gli antitrombotici sono farmaci essenziali per prevenire e trattare la formazione di coaguli di sangue nei vasi sanguigni o nel cuore. Il loro uso richiede un'attenzione particolare e un monitoraggio rigoroso, poiché un'anticoagulazione eccessiva o insufficiente può portare a gravi complicazioni.

Anticoagulanti e antitrombotici: una panoramica

Obiettivo: L'obiettivo di questi farmaci è ridurre il rischio di formazione di trombi (coaguli di sangue), che possono portare a ictus, attacchi cardiaci o embolie.

Agenti principali :

Anticoagulanti : Eparina, Warfarin, Dabigatran, Rivaroxaban.

Agenti antiaggreganti (sottoclasse di antitrombotici) : Aspirina, Clopidogrel, Prasugrel.

Gestione degli anticoagulanti e degli antitrombotici

Determinazione della dose: la dose deve essere regolata in base alle condizioni del paziente, alla patologia da trattare e ad altri fattori come il peso e l'età.

Durata del trattamento: alcuni pazienti avranno bisogno del trattamento per tutta la vita, mentre altri ne avranno bisogno solo per un periodo limitato.

Monitoraggio regolare: per i pazienti che assumono Warfarin, ad esempio, il tempo di protrombina (INR) deve essere controllato regolarmente per garantire che il livello di anticoagulazione sia adeguato.

Monitoraggio degli effetti collaterali

Sanguinamento: Questo è l'effetto collaterale più comune. I pazienti devono essere informati dei segnali da tenere d'occhio, come lividi insoliti, sangue nelle urine o nelle feci, o sanguinamento prolungato dopo una ferita.

Interazioni farmacologiche: molti farmaci possono interagire con gli anticoagulanti, aumentando o diminuendo la loro efficacia. È essenziale tenere aggiornati tutti i trattamenti associati.

Altri effetti collaterali: alcuni pazienti possono manifestare reazioni allergiche, problemi epatici o altri sintomi. È fondamentale segnalare al medico qualsiasi sintomo insolito.

Educazione del paziente

Segni di emorragia: è fondamentale informare i pazienti sui rischi di emorragia e sui segni a cui prestare attenzione.

Monitoraggio regolare: i pazienti devono comprendere l'importanza di controlli regolari, come gli esami del sangue, per monitorare l'efficacia e la sicurezza del trattamento.

Stile di vita: può essere necessario fornire raccomandazioni sulla dieta, sull'attività fisica e su altri aspetti dello stile di vita per ridurre al minimo i rischi.

La gestione e il monitoraggio degli anticoagulanti e degli antitrombotici sono fondamentali per ottimizzare i loro benefici, riducendo al minimo i rischi associati. Una comunicazione trasparente tra l'operatore sanitario e il paziente, insieme a un'educazione adeguata, sono le chiavi per una terapia di successo.

Capitolo 13

GESTIONE DEL DOLORE IN CARDIOCHIRURGIA

Valutazione del dolore e scale

La valutazione del dolore è un passo fondamentale nella gestione clinica di qualsiasi paziente. Il dolore, spesso definito come il "quinto segno vitale", è soggettivo e unico per ogni individuo. Tuttavia, la sua quantificazione è essenziale per personalizzare e adattare il trattamento. Sono state sviluppate numerose scale per valutare questa esperienza sensoriale ed emotiva nel modo più oggettivo possibile.

L'importanza della valutazione del dolore
La valutazione del dolore consente :
    Comprendere l'intensità e la natura del dolore provato dal paziente.
    Adattare e guidare il piano terapeutico.
    Monitorare i progressi del dolore e l'efficacia degli interventi.
Scale di valutazione del dolore
    Scala analogica visiva (VAS): si tratta di un righello di 10 cm senza numeri, che va da "nessun dolore" a "dolore insopportabile". Il paziente segna l'intensità del suo dolore sul righello.
    Scala numerica (EN): Ai pazienti viene chiesto di quantificare il loro dolore su una scala che va da 0 (nessun dolore) a 10 (massimo dolore immaginabile).
    Scala verbale semplice (EVS): il paziente descrive il proprio livello di dolore utilizzando termini predefiniti come "nessuno", "lieve", "moderato" o "grave".
    Scala del dolore per bambini: I bambini possono avere difficoltà a utilizzare le scale tradizionali. La scala facciale (come la scala Wong-Baker) consente ai bambini di selezionare una faccia corrispondente al loro livello di dolore.
    Scale per persone non comunicative: per i pazienti che non possono esprimersi (neonati, alcuni pazienti anziani, pazienti con patologie neurologiche,

ecc.), sono state sviluppate altre scale. Queste scale, come la scala FLACC (Face, Legs, Activity, Cry, Consolability), valutano il dolore osservando il comportamento e le reazioni del paziente.

Altre considerazioni sulla valutazione

Natura e localizzazione: è fondamentale capire il tipo di dolore (sordo, lancinante, bruciante, ecc.) e la sua localizzazione per orientare la diagnosi e il trattamento.

Fattori scatenanti o aggravanti: Capire cosa aumenta o diminuisce il dolore può aiutare a regolare il trattamento.

Impatto sulla vita quotidiana: in che modo il dolore influisce sul sonno, sull'appetito, sull'umore o sulla capacità di svolgere le attività quotidiane?

La valutazione del dolore è un elemento centrale nella gestione olistica del paziente. Utilizzando scale appropriate e imparando di più sull'esperienza del dolore del paziente, gli assistenti possono personalizzare gli interventi e massimizzare il comfort e il benessere del paziente.

Tecniche farmacologiche e non farmacologici

La gestione del dolore, sia acuto che cronico, si basa su un'ampia gamma di metodi, sia farmacologici che non farmacologici. Questi metodi possono essere utilizzati da soli o in combinazione per fornire una gestione ottimale del dolore, su misura per il singolo paziente.

Tecniche farmacologiche

Analgesici non oppioidi: questi farmaci, come il paracetamolo e i farmaci antinfiammatori non steroidei (FANS), sono utilizzati per trattare il dolore da lieve a moderato.

Oppioidi: utilizzati per trattare il dolore da moderato a grave, questi farmaci includono morfina, codeina e ossicodone, tra gli altri.

Anestetici locali: bloccano temporaneamente la sensazione in una parte specifica del corpo. Ne sono un esempio la lidocaina e la bupivacaina.

Co-analgesici o coadiuvanti: Si tratta di farmaci che non sono stati concepiti principalmente come analgesici, ma che hanno proprietà analgesiche in determinate condizioni. Questi includono alcuni anticonvulsivanti, antidepressivi e rilassanti muscolari.

Corticosteroidi: possono essere utilizzati per ridurre l'infiammazione e il dolore, in particolare nei casi di infiammazione articolare o nervosa.

Tecniche non farmacologiche

Terapia fisica: modalità come il calore, il freddo, il massaggio, la terapia a ultrasuoni e la stimolazione elettrica transcutanea dei nervi (TENS) possono aiutare ad alleviare il dolore.

Esercizio fisico: movimenti appropriati e mirati possono ridurre il dolore, migliorare la mobilità e rafforzare i muscoli.

Agopuntura: questa antica tecnica cinese utilizza aghi sottili inseriti in punti specifici per equilibrare i flussi energetici e ridurre il dolore.

Biofeedback: si tratta di una tecnica in cui il paziente impara a controllare alcune funzioni fisiologiche per migliorare il dolore.

Terapia cognitivo-comportamentale (CBT): questo approccio terapeutico aiuta i pazienti a riconoscere e a modificare i modelli di pensiero negativi associati al dolore.

Meditazione e rilassamento: queste tecniche aiutano a ridurre lo stress e la tensione, che possono aggravare il dolore.

Tecniche di distrazione: concentrarsi su un'attività o un pensiero positivo può distogliere l'attenzione dal dolore.

Touch therapy: come il massaggio o la riflessologia, può rilassare e alleviare la tensione.

La gestione del dolore è un aspetto essenziale dell'assistenza al paziente. Combinando tecniche farmacologiche e non farmacologiche, gli operatori sanitari possono offrire un approccio più olistico e personalizzato alla gestione del dolore, tenendo conto del benessere fisico ed emotivo del paziente.

Il dolore cronico post-chirurgico: riconoscimento e gestione

Il dolore cronico post-chirurgico è un problema che colpisce una percentuale significativa di pazienti dopo un intervento chirurgico. La sua persistenza oltre il periodo di recupero previsto rappresenta una sfida sia per il paziente che per l'équipe sanitaria. Riconoscere e gestire questo dolore è fondamentale per il benessere e il recupero del paziente.

Riconoscimento del dolore cronico post-chirurgico
1. Definizione: il dolore cronico post-chirurgico è un dolore che persiste per più di tre mesi dopo l'intervento chirurgico, senza alcuna altra causa apparente.

2. Segni e sintomi: può manifestarsi come dolore continuo o intermittente, ipersensibilità dell'area operata, dolore esacerbato al contatto o compromissione delle normali funzioni.

3. Valutazione: la valutazione regolare del dolore mediante scale e questionari standardizzati aiuta a identificare e quantificare il dolore.

<u>Fattori di rischio</u>

1. Tipo di intervento chirurgico: alcune procedure, come la chirurgia toracica, hanno maggiori probabilità di provocare dolore cronico post-operatorio.

2. Anamnesi del dolore: i pazienti che hanno sofferto di dolore cronico prima dell'intervento o che hanno sperimentato un dolore acuto intenso dopo l'intervento sono più a rischio.

3. Fattori psicologici: l'ansia, la depressione o la bassa resilienza al dolore possono aumentare il rischio di dolore cronico.

<u>Prendere in mano la situazione</u>

1. Approccio farmacologico: possono essere utilizzati analgesici, compresi oppioidi, FANS, anticonvulsivanti e antidepressivi. La prescrizione deve essere adattata al singolo paziente.

2. Terapie fisiche: fisioterapia, esercizi, TENS e altre modalità possono aiutare a gestire il dolore.

3. Interventi interventistici: si possono prendere in considerazione blocchi nervosi, iniezioni o anche interventi chirurgici per trattare la causa sottostante.

4. Approccio psicologico: la CBT, il rilassamento e altre terapie possono aiutare a gestire lo stress, l'ansia e la depressione associati al dolore.

5. Approcci complementari: anche l'agopuntura, il massaggio e la meditazione possono essere utili.

<u>Educazione e monitoraggio</u>

È fondamentale educare i pazienti sul dolore post-chirurgico, sui fattori di rischio e sui metodi di gestione. Il monitoraggio regolare consente di adattare i trattamenti e di identificare rapidamente eventuali complicazioni o nuove cause di dolore.

Il dolore cronico post-chirurgico è una sfida medica che richiede un approccio multidisciplinare. La gestione precoce, il riconoscimento dei fattori di rischio, l'educazione appropriata e il follow-up rigoroso sono essenziali per garantire al paziente la migliore qualità di vita possibile.

Capitolo 14

INTERNAZIONALE
E
CARDIOCHIRURGIA

Partecipare alle missioni o all'estero

Partecipare a missioni umanitarie o lavorare all'estero è un'esperienza che offre agli infermieri una prospettiva unica e arricchente. Lavorando in contesti diversi dal loro ambiente abituale, gli infermieri non solo acquisiscono nuove competenze, ma sviluppano anche una comprensione più profonda delle sfide della salute globale.

Le ragioni di queste missioni

Impegno altruistico: molti sono spinti dal desiderio di aiutare le popolazioni vulnerabili, di fornire assistenza dove è più necessaria e di fare una differenza tangibile nella vita delle persone.

Acquisire competenze: queste missioni offrono l'opportunità di sviluppare nuove competenze cliniche, di imparare a gestire malattie rare o specifiche di alcune regioni e di lavorare in condizioni talvolta precarie.

Arricchimento culturale: lavorare all'estero o in una missione umanitaria le permette di immergersi in una nuova cultura, di comprendere altri modi di vita e di ampliare i suoi orizzonti.

Preparazione e pianificazione

Ricerca e selezione: è fondamentale trovare un'organizzazione o un programma che corrisponda ai suoi valori e alle sue competenze. Alcune si concentrano sull'assistenza d'emergenza, mentre altre possono concentrarsi sulla salute comunitaria o sull'educazione.

Formazione: gli infermieri potrebbero aver bisogno di una formazione specifica prima di partire, come ad esempio corsi sulle malattie tropicali, sulla medicina di viaggio o sulla salute internazionale.

Considerazioni logistiche: occorre prendere in considerazione le vaccinazioni, i visti, l'alloggio e altri aspetti pratici.

Sfide e ricompense

Risorse limitate: lavorare in aree remote o in contesti umanitari può significare dover far fronte alla mancanza di attrezzature, medicinali o personale.

Barriere linguistiche e culturali: la comunicazione può essere una sfida, rendendo essenziale il rispetto e la comprensione della cultura locale.

Resilienza emotiva: gli infermieri possono trovarsi di fronte a situazioni strazianti, che richiedono forza mentale e un supporto adeguato.

Impatto positivo: nonostante le sfide, molti infermieri tornano da queste missioni con un rinnovato apprezzamento per la loro professione, ricordi duraturi e la soddisfazione di aver fatto una differenza positiva.

Prospettive future

• Partecipare a missioni umanitarie o all'estero può anche aprire le porte a ruoli di leadership, specializzazioni o ulteriori opportunità di formazione. Si tratta di un'esperienza che, sebbene a volte impegnativa, viene spesso descritta come inestimabile da coloro che scelgono di intraprendere questa strada.

Che si tratti del desiderio di aiutare, del bisogno di avventura o di una combinazione di entrambi, partecipare a missioni umanitarie o lavorare all'estero offre agli infermieri un'opportunità unica di ampliare i propri orizzonti professionali e personali. Arricchendo la mente e lo spirito, queste esperienze spesso ridefiniscono il modo in cui gli infermieri percepiscono e praticano la loro professione.

Differenze nella pratica e l'etica sulla scena internazionale

La cardiochirurgia, come altre discipline mediche, può variare notevolmente da una parte all'altra del mondo, non solo in termini di pratica ma anche di etica. Quando si parla di differenze internazionali, è essenziale riconoscere che queste variazioni possono essere influenzate da una miscela di fattori culturali, economici, politici e sociali.

Differenze nella pratica

Tecniche e procedure: le tecniche chirurgiche adottate possono variare in base alla formazione disponibile, alle tradizioni mediche e alle tecnologie accessibili.

Accesso alle risorse: nei Paesi in via di sviluppo, l'accesso alle attrezzature e ai farmaci all'avanguardia può essere limitato, il che influenza il modo in cui vengono erogate le cure.

Formazione e specializzazione: i percorsi di formazione e specializzazione possono differire notevolmente, con i Paesi che enfatizzano diverse competenze e aree di conoscenza.

Ruoli degli operatori sanitari: in alcune culture, gli infermieri possono avere ruoli più ampi o più limitati, a seconda della loro formazione e delle tradizioni locali.

Differenze etiche

Consenso informato: sebbene il concetto di consenso informato sia universale, il modo in cui viene ottenuto e valorizzato può variare. In alcune culture può essere prassi comune consultare la famiglia prima di prendere decisioni mediche, mentre in altre l'autonomia del paziente è fondamentale.

Questioni di fine vita: le decisioni sulla rianimazione, sull'interruzione del trattamento o sulle cure palliative possono essere influenzate da convinzioni religiose o culturali.

Riservatezza: le aspettative di riservatezza e di condivisione delle informazioni possono variare, in particolare nelle culture in cui le famiglie svolgono un ruolo più centrale nell'assistenza al paziente.

Priorità nell'assistenza: in alcuni contesti, dove le risorse sono limitate, si possono prendere decisioni difficili su chi ricevere le cure sulla base di criteri diversi da quelli puramente medici, come l'età o lo status sociale.

Navigare tra le differenze
Per gli operatori sanitari che lavorano a livello internazionale o che collaborano con colleghi di altri Paesi, è fondamentale :

Essere informati: comprendere i contesti locali, le pratiche mediche e le sfumature etiche.

Ascoltare: essere aperti alle opinioni e alle esperienze degli altri, riconoscendo che non c'è sempre un modo 'giusto' di fare le cose.

Collaborare: lavorare insieme per condividere le conoscenze, rispettare i diversi approcci e trovare soluzioni che si concentrino sul benessere del paziente.

Le differenze internazionali nella pratica e nell'etica riflettono la diversità e la complessità del mondo in cui viviamo. Comprendendo e rispettando queste differenze, gli operatorl sanitari possono tornire un'assistenza più compassionevole, efficace e reattiva ai pazienti di tutto il mondo.

Scambi e collaborazioni internazionali per migliorare la sua pratica

Il mondo dell'assistenza sanitaria è caratterizzato da innovazioni e cambiamenti costanti, e questo è ancora più vero nel campo della cardiochirurgia, dove emergono regolarmente nuove tecniche e tecnologie. Gli infermieri di cardiochirurgia, oltre al loro ruolo essenziale con i pazienti, possono trarre grande beneficio dagli scambi e dalle collaborazioni internazionali per arricchire la loro pratica.

Scambi professionali
Programmi di scambio :
I programmi di scambio internazionali offrono agli infermieri l'opportunità di apprendere nuovi metodi e approcci lavorando in contesti diversi. Permettono di immergersi in altre culture sanitarie, contribuendo a una comprensione più profonda dell'assistenza sanitaria globale.
Conferenze e seminari:
Partecipare a conferenze internazionali non solo le permette di acquisire nuove conoscenze, ma anche di stringere legami con professionisti di tutto il mondo.
Seminari e workshop offrono opportunità di formazione continua e di sviluppo delle competenze.
Collaborazioni di ricerca
Progetti di ricerca congiunti :
La collaborazione internazionale può incoraggiare progetti di ricerca congiunti, consentendo lo scambio di dati e risultati di ricerca.
La ricerca collaborativa aumenta la portata e l'impatto degli studi, contribuendo al progresso generale della disciplina.
Pubblicazioni :
Pubblicando articoli su riviste internazionali, potrà condividere la sua esperienza e la sua ricerca con un pubblico più vasto.
La lettura di pubblicazioni internazionali offre prospettive diverse e informazioni aggiornate sui progressi del settore.
Collaborazione per la formazione e l'istruzione
Condividere le risorse educative:

La collaborazione internazionale offre l'opportunità di condividere e accedere a risorse educative, come moduli di e-learning, casi di studio e materiale didattico.

Programmi di mentoring :
I programmi di mentoring internazionali consentono agli infermieri di beneficiare dell'esperienza e dei consigli di professionisti esperti di tutto il mondo.

Sviluppo di protocolli e linee guida

Sviluppo congiunto di protocolli :
La collaborazione con i colleghi internazionali per sviluppare protocolli e linee guida cliniche può aiutare a garantire che l'assistenza sia all'avanguardia nella pratica globale.

In un mondo sempre più interconnesso, le opportunità di scambio e collaborazione internazionale non sono solo accessibili, ma essenziali per arricchire la pratica degli infermieri di cardiochirurgia. Offrono l'opportunità di imparare, condividere conoscenze e competenze e, in ultima analisi, contribuire a migliorare l'assistenza ai pazienti in tutto il mondo.

Capitolo 15

NUTRIZIONE E IGIENE ALIMENTARE NEI PAZIENTI CARDIOPATICI

L'importanza della nutrizione nel recupero e nella prevenzione

L'alimentazione svolge un ruolo cruciale nella salute del cuore, sia per coloro che hanno già subito un intervento chirurgico al cuore, sia per coloro che cercano di prevenire le malattie cardiache. La relazione tra nutrizione, recupero post-operatorio e prevenzione delle malattie cardiache è intima e complessa, e riflette il modo in cui la nostra dieta influenza ogni aspetto del nostro benessere.

Nutrizione e recupero post-operatorio
Guarire le ferite:
Dopo un intervento chirurgico, il corpo ha bisogno di nutrienti specifici per aiutare la riparazione dei tessuti. Proteine di qualità, vitamine come la vitamina C e minerali come lo zinco sono essenziali per una guarigione ottimale.
Energia e forza :
Il recupero post-chirurgico può essere faticoso. Una dieta ricca di nutrienti fornisce l'energia necessaria per aiutare i pazienti a recuperare la forza e la resistenza.
Funzione immunitaria :
I grassi buoni, le proteine, le vitamine e i minerali aiutano a rafforzare il sistema immunitario, riducendo il rischio di infezioni post-operatorie.
Alimentazione e prevenzione delle malattie cardiache
Riduzione del colesterolo :
Una dieta povera di grassi saturi e trans, combinata con alimenti ricchi di fibre, può aiutare a ridurre il colesterolo nel sangue, uno dei principali fattori di rischio per le malattie cardiache.

Controllo della pressione sanguigna :
    Le diete ricche di frutta, verdura, cereali integrali e a basso contenuto di sodio aiutano a mantenere una pressione sanguigna sana, proteggendo così il cuore.

Gestione del peso :
    Il mantenimento di un peso sano è fondamentale per la salute del cuore. Un'alimentazione equilibrata, abbinata a un'attività fisica regolare, può aiutare a raggiungere e mantenere un peso ottimale.

Riduzione dell'infiammazione :
    Alcuni alimenti, come quelli ricchi di omega-3, hanno proprietà antinfiammatorie naturali che possono aiutare a ridurre il rischio di malattie cardiache.

Nutrizione specifica per i pazienti cardiopatici

Controllo del sodio :
    Per i pazienti che soffrono di insufficienza cardiaca o di ipertensione, è particolarmente importante monitorare l'assunzione di sodio per evitare un sovraccarico di liquidi e una pressione sanguigna eccessiva.

Antiossidanti e fitonutrienti :
    Frutta, verdura e altre fonti vegetali sono ricche di antiossidanti e fitonutrienti che proteggono il cuore dal danno ossidativo.

L'alimentazione è un pilastro fondamentale della salute del cuore. Sia per favorire un recupero rapido e completo dopo un intervento chirurgico, sia per prevenire le malattie cardiache, una dieta sana ed equilibrata è un investimento per la salute a lungo termine. Per i pazienti cardiopatici, lavorare a stretto contatto con dietologi e professionisti della salute può aiutare a sviluppare un piano nutrizionale su misura per le loro esigenze specifiche.

Consigli dietetici specifici
per i pazienti cardiopatici

L'alimentazione gioca un ruolo fondamentale nella gestione e nella prevenzione delle malattie cardiache. Le scelte alimentari possono influenzare molti fattori di rischio, come il colesterolo, la pressione sanguigna, l'infiammazione e l'obesità. Per i pazienti cardiopatici, l'adozione di una dieta cardio-sana è essenziale. Ecco alcune raccomandazioni per guidare questi pazienti.

Limitare il sale :
> Riduca l'assunzione di sale per aiutare a gestire l'ipertensione. Favorisca i cibi fatti in casa e limiti gli alimenti elaborati, che spesso sono ricchi di sodio.

Mangiare grassi sani:
> Optate per i grassi insaturi presenti negli oli di oliva, canola e girasole. Includa fonti di omega-3, come il salmone, i semi di lino e le noci. Limiti i grassi saturi ed eviti i grassi trans.

Aggiunga più frutta e verdura:
> Ricche di vitamine, minerali e fibre, la frutta e la verdura aiutano a ridurre la pressione sanguigna e a proteggere dall'aterosclerosi.

Scegliere le proteine magre:
> Scelga carni magre, pollame senza pelle, pesce e alternative vegetariane come legumi e tofu.

Aggiunga i cereali integrali:
> Alimenti come l'avena, la quinoa, il riso integrale e il pane integrale forniscono fibre salutari per il cuore.

Riduca il consumo di alcol:
> Se beve, lo faccia con moderazione. L'alcol può aumentare la pressione sanguigna.

Limitare lo zucchero aggiunto :
  Le bevande zuccherate, i dolci e altri alimenti ricchi di zuccheri aggiunti possono contribuire all'aumento di peso e aumentare il rischio di malattie cardiache.
Attenzione al peso:
  Mantenere un peso sano è fondamentale per la salute del cuore. Una dieta equilibrata, abbinata a un regolare esercizio fisico, la aiuterà a raggiungere questo obiettivo.
Rimanga idratato:
  Bere acqua a sufficienza è essenziale perché il corpo e il cuore   funzionino al meglio.
Leggi i tag :
  Imparare a leggere le etichette nutrizionali può aiutarla a fare scelte alimentari più sane. Presti attenzione ai livelli di sodio, ai tipi di grassi e agli zuccheri aggiunti.
Consulti un nutrizionista:
  Per una consulenza personalizzata, si rivolga a un dietologo-nutrizionista che potrà aiutarla a elaborare un piano alimentare su misura per lei.

Adottando questi consigli e modificando gradualmente la dieta, i pazienti cardiopatici possono influenzare positivamente la loro salute cardiaca, migliorare la loro qualità di vita e ridurre il rischio di complicazioni future. L'adozione di una dieta cardiosan è un impegno a lungo termine, ma è un investimento utile per la salute.

Lavorare con i dietisti
per i piani alimentari adatti

Al centro delle équipe mediche multidisciplinari si trova una collaborazione essenziale, ma a volte sottovalutata: quella tra l'infermiere e il dietologo. La loro alleanza è cruciale per garantire la migliore assistenza al paziente, soprattutto nelle aree in cui la nutrizione gioca un ruolo chiave, come la cardiochirurgia.

Non appena arriva un paziente, l'infermiere, nel suo ruolo centrale di assistente, raccoglie dati sulle condizioni generali del paziente, sulle sue abitudini alimentari, su eventuali allergie o preferenze culinarie. Queste informazioni, una volta trasmesse al dietologo, consentono di effettuare una diagnosi nutrizionale iniziale e di definire una strategia alimentare adeguata.

Il dietologo, grazie alla sua profonda conoscenza della nutrizione, elaborerà un piano alimentare su misura. Questo piano terrà conto delle esigenze specifiche del paziente, sia per preparare il corpo all'intervento chirurgico, sia per promuovere un recupero ottimale o per gestire le co-morbilità come il diabete. L'infermiere, in virtù della sua vicinanza al paziente, svolge un ruolo fondamentale nel monitoraggio di questo piano, osservando la reazione del paziente ai pasti serviti e raccogliendo feedback.

Ma al di là della gestione tecnica, questa collaborazione ha una dimensione umana. I pasti diventano momenti chiave nella giornata di un paziente ricoverato. Scandiscono la giornata, forniscono conforto e possono anche essere indicatori del morale e della motivazione. L'infermiere, con la sua presenza quotidiana, e il dietologo, con la sua esperienza, collaborano per rendere questi momenti di benessere, ascolto e cura adeguata.

Il successo di questa collaborazione risiede anche nella comunicazione e nella formazione continua. I progressi nel campo della nutrizione sono costanti, ed è fondamentale che infermieri e dietisti condividano le loro conoscenze, discutano di casi complessi e apprendano insieme le nuove raccomandazioni.

Unendo i loro punti di forza, le loro competenze e la loro umanità, gli infermieri e i dietisti possono garantire un'assistenza nutrizionale completa e incentrata sul paziente, contribuendo in modo determinante al miglioramento della salute e della qualità della vita dei pazienti.

Capitolo 16

Riabilitazione cardiaca

Principi e obiettivi riabilitazione cardiaca

La riabilitazione cardiaca è un processo supervisionato dal medico, progettato per migliorare la salute e il benessere delle persone con problemi cardiaci o che hanno subito un intervento di cardiochirurgia. Si basa su un approccio olistico, che combina l'allenamento fisico, l'educazione terapeutica e il supporto psicosociale per aiutare i pazienti a ritrovare una qualità di vita ottimale.

I principi fondamentali della riabilitazione cardiaca sono:

Personalizzazione: ogni programma è adattato alle esigenze specifiche del paziente, tenendo conto delle sue capacità fisiche, della sua storia medica e dei suoi obiettivi personali.

Multidisciplinarietà: la riabilitazione cardiaca è il risultato della collaborazione tra cardiologi, fisioterapisti, infermieri, dietisti, psicologi e altri specialisti per fornire un'assistenza completa.

Continuità dell'assistenza: la riabilitazione spesso si estende per diverse settimane o mesi, richiedendo un monitoraggio regolare e una valutazione periodica dei progressi.

Approccio olistico: oltre all'aspetto fisico, la riabilitazione comprende anche gli aspetti psicologici, nutrizionali e sociali, per trattare il paziente nel suo insieme.

Gli obiettivi principali della riabilitazione cardiaca sono :

Miglioramento della capacità fisica: attraverso esercizi progressivi, i pazienti rafforzano il cuore, migliorano la resistenza e la forza muscolare.

Ottimizzazione dei fattori di rischio: la riabilitazione mira ad aiutare i pazienti a controllare e ridurre i fattori di rischio associati alle malattie cardiache, come la pressione alta, il colesterolo alto, l'obesità o il fumo.

Educazione terapeutica: i pazienti imparano a comprendere meglio la loro malattia, i farmaci che stanno assumendo e i cambiamenti dello stile di vita necessari per prevenire la recidiva o la progressione della loro condizione.

Sostegno psicologico: la malattia cardiaca può essere traumatica, provocando stress, depressione o ansia. La riabilitazione offre un supporto emotivo, aiutando i pazienti a superare queste sfide psicologiche.

Integrazione sociale: recuperando la fiducia in se stessi e nelle proprie capacità, i pazienti sono incoraggiati a riprendere una vita sociale e professionale attiva.

Prevenzione secondaria: uno degli obiettivi principali è quello di prevenire nuovi eventi cardiaci stabilendo buone abitudini di vita e assicurando un adeguato follow-up medico.

La riabilitazione cardiaca è molto più di un semplice programma di esercizi. Si tratta di un approccio completo e centrato sul paziente, progettato per restituire ai pazienti le chiavi di una vita piena e attiva, nonostante la loro malattia cardiaca.

Il ruolo dell'infermiere nel monitoraggio e nel supporto

Gli infermieri svolgono un ruolo centrale nell'assistenza ai pazienti cardiopatici, spesso considerati il collegamento essenziale tra il paziente e l'équipe medica. La loro posizione unica, vicino al paziente e a stretto contatto con l'équipe infermieristica, conferisce loro responsabilità cruciali in termini di monitoraggio e supporto.

Educazione terapeutica: gli infermieri sono in genere il primo punto di contatto del paziente per rispondere alle domande sulla sua malattia, sulle procedure subite, sui farmaci prescritti e sui cambiamenti dello stile di vita consigliati. Svolgono un ruolo attivo nell'educazione del paziente, aiutandolo a comprendere meglio la sua malattia e le cure associate.

Valutazione continua: oltre all'assistenza tecnica, gli infermieri effettuano valutazioni regolari dello stato di salute del paziente, monitorando indicatori chiave come i segni vitali, i livelli di dolore e l'efficacia dei trattamenti somministrati.

Supporto emotivo: riconoscendo le sfide psicologiche che le malattie cardiache possono presentare, gli infermieri forniscono un ascolto attento e un supporto emotivo costante. Spesso sono testimoni delle ansie, delle speranze e delle preoccupazioni del paziente e si impegnano a fornire risposte rassicuranti e premurose.

Coordinare l'assistenza: gli infermieri assicurano un coordinamento fluido tra i vari fornitori di assistenza - medici, fisioterapisti, dietologi, psicologi. Assicurano che tutte le cure siano fornite in modo armonioso, tenendo conto delle esigenze specifiche di ogni paziente.

Follow-up a casa: dopo la dimissione dall'ospedale, l'infermiere può essere coinvolto anche nel follow-up a casa, assicurandosi che l'assistenza continui, che le prescrizioni mediche siano seguite e che eventuali segni di complicazioni siano individuati precocemente.

Promozione della salute: gli infermieri incoraggiano i pazienti ad adottare uno stile di vita sano, sia in termini di dieta, attività fisica, cessazione del fumo o gestione dello stress. Svolgono un ruolo attivo nella prevenzione secondaria, volta a evitare recidive o complicazioni.

Colloqui con le famiglie: consapevoli dell'impatto della malattia su coloro che li circondano, gli infermieri forniscono anche un supporto alle famiglie, guidandole, rassicurandole e coinvolgendole nel processo di cura.

Gli infermieri sono i garanti di un'assistenza olistica e centrata sul paziente, combinando abilità tecniche, conoscenze interpersonali e competenze cliniche. La loro presenza costante, l'attenzione e la dedizione ne fanno un pilastro essenziale nel monitoraggio e nel supporto dei pazienti cardiopatici.

Esercizio fisico, ritorno al lavoro e il monitoraggio a lungo termine

L'intervento cardiochirurgico, per quanto sofisticato, è solo una tappa del percorso di guarigione di un paziente cardiopatico. Il periodo post-operatorio è altrettanto cruciale, soprattutto per quanto riguarda la ripresa dell'attività fisica, l'esercizio appropriato e il monitoraggio a lungo termine per garantire il ritorno a una vita sana ed evitare complicazioni.

Riprendere le attività quotidiane: dopo un'operazione, i pazienti sono spesso ansiosi di tornare alla loro vita precedente. In questo caso, il ruolo dell'infermiere e del team di riabilitazione è fondamentale. Aiutano i pazienti a riprendere gradualmente le loro attività, dai semplici compiti quotidiani, come vestirsi o camminare, alle attività più complesse.

L'importanza dell'esercizio fisico: gli esercizi cardiovascolari, personalizzati per ogni paziente, sono essenziali per rafforzare il cuore e migliorare la resistenza e la capacità polmonare. Con il supporto di un fisioterapista, i pazienti vengono introdotti a una serie di esercizi su misura per la loro condizione, consentendo loro di riprendere dolcemente l'attività fisica.

Ritorno al lavoro e alla vita sociale: a seconda della natura della sua professione, alcuni pazienti saranno in grado di tornare al lavoro rapidamente, mentre altri avranno bisogno di più tempo per adattarsi. L'infermiere aiuta a determinare il momento giusto per tornare al lavoro e consiglia le eventuali modifiche da apportare alla postazione di lavoro. Allo stesso modo, la ripresa di una vita sociale soddisfacente è un aspetto cruciale della riabilitazione.

Monitoraggio medico a lungo termine: dopo le prime settimane post-operatorie, è necessario un monitoraggio medico regolare. Questo per garantire che il cuore funzioni correttamente, che i farmaci prescritti siano ben tollerati e che il paziente segua le raccomandazioni sullo stile di vita. Appuntamenti regolari con il cardiologo e altri specialisti, oltre a controlli periodici, sono parte integrante di questo monitoraggio.

Educazione e prevenzione: durante il processo di cura, gli infermieri svolgono un ruolo chiave nell'educazione del paziente. Forniscono informazioni sui segnali di allarme, sui benefici di una dieta equilibrata, sull'importanza di smettere di fumare e sulle tecniche di gestione dello stress.

Supporto psicologico: l'intervento di cardiochirurgia può lasciare il segno, e non solo fisicamente. Molti pazienti esprimono paure, ansie o depressione. Il supporto psicologico, da parte di un infermiere o di uno psicologo, è essenziale per superare questi sentimenti.

Il periodo post-operatorio nella chirurgia cardiaca è una strada tortuosa, costellata di sfide ma anche di vittorie. La ripresa dell'attività, l'esercizio fisico appropriato e il monitoraggio a lungo termine sono fasi fondamentali per garantire che i pazienti recuperino la loro qualità di vita, sotto l'occhio gentile ed esperto della loro infermiera.

Capitolo 17

CURE PALLIATIVE IN CARDIOLOGIA

Introduzione alle cure palliative in cardiologia

La cardiologia, sebbene sia fortemente focalizzata sugli interventi curativi e sulle soluzioni mediche avanzate, incontra inevitabilmente situazioni in cui la cura non è più un'opzione praticabile. È in questi momenti delicati e difficili che le cure palliative assumono il loro pieno significato.

La natura delle cure palliative: contrariamente alla percezione comune, le cure palliative non si limitano ad "accompagnare la morte". Si tratta di un approccio olistico volto a offrire ai pazienti e alle loro famiglie una migliore qualità di vita di fronte a una malattia potenzialmente letale. Ciò include la gestione del dolore e dei sintomi, nonché delle esigenze psicologiche, sociali e spirituali.

Rilevanza in cardiologia: In cardiologia, soprattutto nel caso di malattie avanzate come l'insufficienza cardiaca in fase terminale, l'approccio curativo può raggiungere i suoi limiti. In questi casi, è essenziale considerare una transizione verso un'assistenza che si concentri sul comfort del paziente, alleviando i sintomi e sostenendo la famiglia del paziente. Questa assistenza è essenziale per garantire una fine della vita dignitosa e serena.

Sfide particolari in cardiologia: le malattie cardiache presentano sfide specifiche per le cure palliative. A differenza di altre patologie in cui la progressione è relativamente prevedibile, le malattie cardiache possono progredire in modo brusco e improvviso. Questo rende ancora più complessa la pianificazione dell'assistenza, le discussioni sulle direttive anticipate e il processo decisionale etico.

Il ruolo dell'infermiere: gli infermieri svolgono un ruolo centrale nell'implementazione delle cure palliative in cardiologia. Spesso sono il primo punto di contatto tra il paziente, la sua famiglia e l'équipe medica. La loro capacità di valutare i sintomi, di comunicare in modo efficace, di fornire supporto emotivo e di coordinarsi con gli altri operatori sanitari è essenziale per fornire cure palliative di qualità.

Comunicazione ed etica: una parte importante delle cure palliative è la comunicazione aperta e onesta. Gli infermieri sono spesso chiamati a facilitare queste delicate discussioni sulle aspettative, le speranze, le paure e le decisioni relative alla fine della vita.

Un legame con la famiglia: le cure palliative non riguardano solo il paziente. Anche i parenti stanno attraversando un periodo estremamente difficile e hanno bisogno di sostegno, informazioni e guida. L'infermiere, grazie alla sua vicinanza e alla sua esperienza, è un pilastro di sostegno per queste famiglie.

Le cure palliative in cardiologia sono una componente essenziale della gestione complessiva del paziente. Ricorda che, a volte, il conforto, la dignità e l'umanità prevalgono sulla cura. Gli infermieri svolgono un ruolo chiave in questo processo, fornendo sia competenze tecniche che calore umano.

Gestione dei sintomi e supporto emotivo

La cardiochirurgia va al cuore di ciò che ci tiene in vita. I pazienti che si confrontano con questa realtà spesso sperimentano una valanga di emozioni, combinate con una serie di sintomi fisici che richiedono una gestione appropriata. La chiave è gestire i sintomi in modo efficace, fornendo al contempo un solido supporto emotivo.

La dualità dei sintomi: dopo un intervento di cardiochirurgia, i pazienti possono avvertire una serie di sintomi. Questi possono essere fisiologici, come dolore, affaticamento, difficoltà respiratorie o aritmie, o psicologici, come ansia, depressione o senso di vulnerabilità.

Valutazione olistica: un approccio olistico è essenziale per un'assistenza efficace. L'infermiere deve valutare sia i sintomi fisici che quelli emotivi. Le scale di valutazione del dolore, i questionari sulla salute mentale e i colloqui regolari sono strumenti preziosi in questo processo.

Strategie analgesiche: il dolore è uno dei sintomi più comuni e temuti. Gli infermieri devono essere in grado di somministrare i farmaci prescritti, monitorando al contempo eventuali effetti collaterali. Allo stesso tempo, le tecniche non farmacologiche come il rilassamento o la distrazione possono essere efficaci.

Supporto emotivo: i sentimenti di ansia e di incertezza sono comuni dopo un intervento al cuore. L'infermiere svolge un ruolo cruciale nell'ascoltare e rassicurare i pazienti. Spesso è l'operatore sanitario più vicino al paziente e offre non solo assistenza, ma anche un orecchio attento e una presenza rassicurante.

Comunicazione benevola: Il modo in cui le informazioni vengono trasmesse ai pazienti può influenzare notevolmente il loro stato emotivo. Una comunicazione chiara, onesta ed empatica è fondamentale. Si tratta di rispondere alle domande, sfatare i miti e rafforzare il senso di sicurezza del paziente.

Sostegno alla famiglia: la famiglia gioca spesso un ruolo chiave nel recupero emotivo del paziente. L'infermiere deve sostenere, educare e rassicurare anche loro. Fornire loro informazioni, coinvolgerli nell'assistenza e rispondere alle loro preoccupazioni favorisce un ambiente favorevole al recupero.

Riferimento e collaborazione: nei casi più complessi, gli infermieri possono avere bisogno di lavorare a stretto contatto con altri specialisti, come psicologi, psichiatri o assistenti sociali. Un rinvio tempestivo può spesso fare la differenza nella gestione dei sintomi e del benessere emotivo.

La gestione dei sintomi e il supporto emotivo vanno di pari passo. L'assistenza post-operatoria non riguarda solo la guarigione fisica, ma comprende anche la guarigione emotiva e psicologica. Gli infermieri, grazie alla loro formazione ed esperienza, sono in prima linea nel garantire questo delicato equilibrio.

Lavorare in team
con gli specialisti di cure palliative

La cardiologia, come altre specialità mediche, si trova ad affrontare momenti in cui, nonostante i migliori interventi possibili, la prognosi di un paziente rimane infausta. In queste situazioni delicate, le cure palliative diventano essenziali per garantire che la qualità di vita del paziente sia la migliore possibile. Gli infermieri di cardiochirurgia lavorano a stretto contatto con un team di specialisti dedicati a questa assistenza. Questo rapporto interdisciplinare è complesso e gratificante, e richiede una comunicazione fluida, empatia e rispetto reciproco.

Comprendere gli obiettivi delle cure palliative: L'essenza delle cure palliative è il sollievo dalla sofferenza, sia essa fisica, psicologica, sociale o spirituale. Non si tratta necessariamente della fine della vita, ma della qualità della vita. Gli infermieri devono comprendere e rispettare questo approccio, che si concentra sul paziente piuttosto che sulla malattia.

Il ruolo centrale della comunicazione: le équipe di cure palliative sono spesso composte da medici, infermieri, assistenti sociali, psicologi, cappellani e talvolta altri professionisti. Il coordinamento dell'assistenza richiede scambi regolari e trasparenti tra tutti questi attori, per garantire un'assistenza olistica.

Gestire i sintomi complessi: I pazienti in cure palliative possono presentare una varietà di sintomi, che vanno dal dolore alla dispnea o all'ansia. La collaborazione con un'équipe specializzata consente di attuare strategie terapeutiche mirate ed efficaci, arricchendo le competenze dell'infermiere di cardiologia.

Supporto emotivo e psicologico: gli infermieri sono spesso il primo punto di contatto per i pazienti e le loro famiglie. Lavorando con gli specialisti di cure palliative, possono assicurarsi che le loro esigenze emotive siano riconosciute e affrontate, sia con una semplice conversazione che con una terapia più strutturata.

Decisioni difficili: possono sorgere domande sulla limitazione o sull'interruzione delle cure, sulle direttive anticipate o sull'eutanasia. Queste decisioni hanno conseguenze di vasta portata e richiedono una stretta collaborazione tra l'infermiere, il paziente, la famiglia e il team di cure palliative.

Educare e sensibilizzare: L'infermiere di cardiologia ha anche un ruolo da svolgere nel sensibilizzare gli altri membri del team medico sull'importanza delle cure palliative. Può fare da ponte tra le unità di cardiologia e le unità di cure palliative, facilitando il trasferimento di conoscenze e competenze.

Prendersi cura di sé: lavorare con un team di cure palliative può essere emotivamente impegnativo. È essenziale che gli infermieri riconoscano le proprie emozioni, cerchino sostegno se necessario e pratichino l'autocompassione.

La collaborazione tra l'infermiere di cardiochirurgia e gli specialisti di cure palliative è un'alleanza potente, incentrata sul benessere e sulla dignità del paziente. Ogni professionista apporta le proprie competenze e prospettive uniche, lavorando insieme con l'obiettivo finale di fornire la migliore qualità di vita possibile.

Capitolo 18

LE SFIDE
DEL SISTEMA
SANITARIO
E
CARDIOCHIRURGIA

Comprendere il sistema sanitario e sfide finanziarie

Il mondo della medicina non è solo guidato dalla ricerca, dall'innovazione e dalla dedizione alla causa del benessere umano. È anche fortemente influenzato dai sistemi sanitari in cui opera, sistemi spesso caratterizzati da complessità organizzative, politiche e finanziarie. Per un professionista della sanità, in particolare per un infermiere di cardiochirurgia, la comprensione di questi aspetti è fondamentale per fornire la migliore assistenza possibile, navigando abilmente nel labirinto della burocrazia e dei vincoli di bilancio.

Il quadro del sistema sanitario globale: ogni Paese ha il proprio sistema sanitario, plasmato da decenni, persino secoli, di politiche, tradizioni e negoziazioni. Alcuni sistemi sono in gran parte finanziati dallo Stato, altri si affidano alle assicurazioni private e molti sono un mix dei due. Conoscere la struttura di base del sistema sanitario del suo Paese aiuta gli infermieri a guidare i pazienti e a comprendere le sfide che devono affrontare.

Pressioni finanziarie: i costi della cardiochirurgia, come di molte procedure mediche avanzate, sono elevati. Comprendono tutto, dagli onorari dei chirurghi al costo dei dispositivi medici e alle spese di ospedalizzazione. I pazienti, le loro famiglie e talvolta anche il personale medico possono essere sopraffatti da questi costi, portando a dilemmi etici sull'accesso equo alle cure.

Il ruolo delle compagnie di assicurazione: le compagnie di assicurazione spesso svolgono un ruolo centrale nel determinare cosa è coperto, a quale livello e a quali condizioni. Gli infermieri devono spesso lavorare a stretto contatto con questi organismi per garantire una copertura ottimale.

Questioni etiche: la questione di chi riceve quale trattamento, quando e come, è profondamente radicata nelle questioni etiche. Con risorse limitate, si devono prendere decisioni difficili, che a volte lasciano gli operatori sanitari in conflitto tra il loro desiderio di aiutare e le realtà finanziarie.

L'importanza della prevenzione: con l'aumento dei costi dell'assistenza sanitaria, l'importanza della prevenzione non è mai stata così cruciale. Educando i pazienti sui fattori di rischio cardiaco e promuovendo stili di vita sani, gli infermieri svolgono un ruolo chiave nella riduzione dei costi futuri.

Innovazione e costi: anche se le nuove tecnologie e i metodi chirurgici possono offrire risultati migliori e recuperi più rapidi, spesso hanno un prezzo elevato. Trovare un equilibrio tra l'adozione di queste innovazioni e il controllo dei costi è una sfida costante.

Formazione e sviluppo : Le sfide finanziarie influiscono anche sulla formazione continua. Le istituzioni possono talvolta essere riluttanti a investire nella formazione del personale a causa dei vincoli di bilancio, mettendo potenzialmente a rischio la qualità dell'assistenza.

Navigare nel mondo dell'assistenza sanitaria richiede molto di più delle competenze mediche. Si tratta di un delicato equilibrio tra l'erogazione di cure di qualità, la comprensione del sistema e il riconoscimento delle sfide finanziarie sempre presenti. Per l'infermiere di cardiochirurgia, questo significa essere a proprio agio sia con il bisturi che con il budget.

L'influenza della politica sanitaria sulla chirurgia cardiaca

L'intersezione tra politica sanitaria e cardiochirurgia è un'area affascinante, che segna la convergenza tra lo spettro macroscopico delle decisioni governative e la micro-realtà delle sale operatorie. L'evoluzione, la disponibilità e la qualità della cardiochirurgia in una determinata regione dipendono fortemente dalle priorità, dalle politiche e dagli investimenti definiti dai leader politici.

Finanziamento e allocazione delle risorse: le decisioni politiche determinano in larga misura i finanziamenti assegnati ai diversi settori sanitari. I fondi possono essere destinati ad attrezzature all'avanguardia, a centri cardiologici specializzati o alla formazione di personale specializzato. La distribuzione di queste risorse ha un impatto diretto sull'accessibilità e sulla qualità dell'assistenza cardiologica.

Parità di accesso alle cure: le politiche sanitarie spesso definiscono chi ha accesso a quali tipi di cure. Ad esempio, in alcuni sistemi, le procedure cardiache avanzate potrebbero essere riservate ai pazienti con un'assicurazione specifica o che vivono in determinate regioni, lasciando altri pazienti in situazioni precarie.

Ricerca e sviluppo : Le iniziative politiche possono stimolare o ostacolare la ricerca in cardiochirurgia. Un forte sostegno governativo alla ricerca medica può portare a innovazioni nelle tecniche chirurgiche, nei dispositivi medici e nei farmaci.

Standard e normative: Gli standard di pratica e le normative influenzano le modalità di esecuzione della cardiochirurgia. Possono includere standard di sterilità, protocolli post-operatori o linee guida sull'uso di determinate tecnologie.

Programmi di prevenzione: l'impatto della politica sulla chirurgia cardiaca non è solo reattivo, ma anche preventivo. Politiche forti di prevenzione delle malattie cardiache, come i programmi di educazione alla salute o le normative sulla pubblicità del cibo spazzatura, possono ridurre la necessità di un intervento chirurgico al cuore.

Relazioni internazionali: le politiche estere e gli accordi commerciali possono influenzare la cardiochirurgia, soprattutto in termini di importazione di attrezzature e farmaci, o anche di scambio di conoscenze e formazione tra Paesi.

Politica ed etica: a volte sorgono dilemmi etici, come decidere se un trattamento costoso debba essere offerto universalmente o riservato a un sottogruppo specifico di pazienti. Questi dilemmi sono spesso influenzati da decisioni politiche.

In definitiva, la politica sanitaria determina il modo in cui la cardiochirurgia viene praticata, finanziata e sviluppata. I cardiochirurghi, gli infermieri e gli altri operatori sanitari devono non solo padroneggiare le loro competenze cliniche, ma anche comprendere e, in alcuni casi, influenzare la politica per garantire la migliore assistenza possibile ai loro pazienti.

Lavorare con gli amministratori e i responsabili delle decisioni

Nel complesso mondo dell'assistenza sanitaria, la collaborazione interprofessionale non si limita alle interazioni tra gli operatori sanitari. Comprende anche gli stretti legami tra il personale clinico, come infermieri e medici, e gli amministratori o i decisori, spesso responsabili della logistica, delle finanze, della strategia o delle risorse umane. Questa collaborazione è essenziale per garantire un'assistenza ottimale al paziente, nel rispetto dei vincoli organizzativi e di bilancio.

L'interconnessione dei ruoli: sebbene i ruoli dei medici e degli amministratori siano distinti, sono profondamente interconnessi. Le decisioni prese dagli amministratori influenzano direttamente le condizioni di lavoro dei medici e la qualità dell'assistenza fornita ai pazienti. Al contrario, il feedback dei medici è fondamentale perché gli amministratori prendano decisioni informate.

Comunicazione aperta: una comunicazione trasparente è alla base di una collaborazione efficace. Gli infermieri devono poter esprimere le loro preoccupazioni, esigenze o suggerimenti, pur comprendendo i vincoli di bilancio o organizzativi che gli amministratori hanno in mente.

Comprendere i problemi: per facilitare questa collaborazione, è essenziale che ognuno comprenda i problemi e le sfide dell'altro. Gli infermieri devono avere una conoscenza di base dei principi di gestione, mentre gli amministratori devono conoscere il contesto clinico, comprese le sfide specifiche della cardiochirurgia.

Soluzioni incentrate sul paziente: In qualsiasi discussione o negoziazione, il benessere del paziente deve rimanere al centro dell'attenzione. Le decisioni devono sempre essere finalizzate a migliorare la qualità dell'assistenza e l'esperienza del paziente, anche se ciò richiede compromessi da entrambe le parti.

Forum di collaborazione: si possono creare comitati congiunti o gruppi di lavoro che includano sia i medici che gli amministratori per discutere di argomenti specifici, come l'acquisto di nuove apparecchiature, il miglioramento dei processi di lavoro o la formazione continua.

Formazione continua: l'organizzazione di workshop o corsi di formazione congiunti può rafforzare la comprensione reciproca e migliorare la collaborazione. Ad esempio, un workshop sulle ultime innovazioni nella cardiochirurgia può essere interessante sia per gli infermieri specializzati che per i manager finanziari.

Partecipazione al processo decisionale: includere gli infermieri nei processi decisionali, in particolare quelli che riguardano direttamente la loro pratica clinica, rafforza il loro senso di appartenenza e la loro motivazione. Può anche aiutare a identificare soluzioni innovative o ad anticipare potenziali problemi.

La collaborazione tra infermieri e amministratori non è sempre semplice, in quanto implica la conciliazione di visioni talvolta diverse. Tuttavia, quando questa collaborazione ha successo, può portare a un miglioramento significativo dell'assistenza ai pazienti, a una maggiore soddisfazione professionale e a una maggiore efficienza organizzativa.

Capitolo 19

FORMAZIONE CONTINUA E SVILUPPO PROFESSIONALE

L'importanza della formazione continua

Nel settore medico e, più in particolare, nella cardiochirurgia, la formazione continua non è solo un imperativo, ma anche una garanzia della qualità dell'assistenza fornita. Permette ai professionisti, compresi gli infermieri, di rimanere all'avanguardia della conoscenza, di padroneggiare le tecniche più recenti e di garantire un'assistenza ottimale al paziente.

Conoscenze in costante evoluzione: la medicina è una scienza in costante evoluzione. La ricerca avanza, vengono fatte nuove scoperte e le raccomandazioni mediche possono cambiare. La formazione continua ci aiuta a rimanere informati e aggiornati, assicurando che i pazienti beneficino delle migliori pratiche disponibili.

Integrazione delle innovazioni tecnologiche: con l'emergere di nuove tecnologie, come dispositivi di monitoraggio avanzati o tecniche chirurgiche innovative, è essenziale che gli infermieri acquisiscano familiarità con questi strumenti. Una formazione adeguata assicura che queste tecnologie siano utilizzate in modo sicuro ed efficace a beneficio del paziente.

Migliorare le competenze cliniche: la formazione continua non è solo teorica. Comprende anche workshop pratici, simulazioni e formazione sul posto di lavoro per rafforzare e perfezionare le competenze cliniche degli infermieri.

Rafforzare la multidisciplinarietà: i corsi di formazione sono spesso un'opportunità per i vari attori del mondo medico di incontrarsi e scambiare idee. Queste interazioni arricchiscono la pratica di ciascuno, promuovono una migliore comprensione dei rispettivi ruoli e rafforzano la collaborazione all'interno dei team.

Soddisfare i requisiti normativi: in molti Paesi, è richiesto un certo numero di ore di formazione continua per mantenere una licenza o un accreditamento professionale.

Al di là di questo obbligo, si tratta anche di una prova di impegno professionale.

Sviluppo professionale e personale: la formazione continua contribuisce anche allo sviluppo professionale degli infermieri, offrendo loro opportunità di specializzazione o di avanzamento di carriera. A livello personale, aumenta la fiducia in se stessi, la soddisfazione sul lavoro e il senso di realizzazione.

Prevenire gli errori medici: una formazione regolare aiuta a ridurre il rischio di errori medici, ricordando ai pazienti le buone prassi e sensibilizzandoli sugli errori comuni e sulle insidie da evitare.

Adattamento a contesti specifici: la cardiochirurgia, con le sue caratteristiche e sfide specifiche, richiede conoscenze raffinate. Una formazione mirata a questa specialità ci permette di soddisfare le esigenze uniche dei pazienti cardiopatici.

In breve, la formazione continua è una pietra miliare della professione infermieristica di cardiochirurgia. Incarna l'impegno degli infermieri nei confronti dei loro pazienti, della loro professione e di loro stessi, garantendo una qualità ottimale dell'assistenza in un campo in costante evoluzione.

Conferenze, seminari e workshop pertinenti

Rimanere attivi e informati nel campo della medicina, in particolare della cardiochirurgia, richiede la partecipazione regolare a conferenze, seminari e workshop. Questi incontri professionali non sono solo opportunità di apprendimento, ma anche momenti privilegiati per scambiare con i colleghi, discutere gli ultimi progressi e collaborare su questioni cliniche o di ricerca.

L'ambito delle conferenze: Esiste una moltitudine di conferenze mediche, che vanno dai simposi internazionali di cardiologia con migliaia di partecipanti, a incontri più intimi che si concentrano su argomenti specifici come le nuove tecniche chirurgiche o la gestione post-operatoria.

Seminari specializzati: I seminari sono spesso più mirati e approfonditi di una conferenza generale. Possono riguardare argomenti specifici, come l'uso di particolari tecnologie, la gestione di specifiche complicazioni o le questioni etiche legate al trapianto di cuore.

Workshop pratici: a differenza delle conferenze e dei seminari, che spesso sono teorici, i workshop sono sessioni pratiche. Possono riguardare la padronanza di nuove attrezzature, simulazioni chirurgiche o formazione sulla comunicazione paziente-infermiere.

Scambio e networking: questi eventi sono l'occasione ideale per incontrare colleghi, stabilire contatti professionali e discutere di casi clinici o esperienze personali. Questa rete può essere preziosa per ottenere consigli, collaborare a progetti di ricerca o semplicemente condividere sfide e successi.

Rimanere informati: con la medicina che si evolve così rapidamente, partecipare a questi eventi è un ottimo modo per tenersi aggiornati sugli ultimi progressi, sia nella ricerca, sia nelle nuove tecniche chirurgiche o nelle raccomandazioni cliniche.

Partecipazione attiva: molti professionisti non si limitano a partecipare a questi eventi come ascoltatori, ma si impegnano attivamente presentando le loro ricerche, conducendo workshop o partecipando a tavole rotonde. Questa partecipazione attiva è un'ottima opportunità per farsi conoscere e contribuire alla comunità professionale.

Opportunità di formazione: per molti infermieri, queste conferenze, seminari e workshop possono anche valere come ore di formazione continua, necessarie per mantenere determinate certificazioni o accreditamenti.

Sfide e controversie: questi eventi sono anche il palcoscenico di vivaci discussioni su temi controversi, offrendo uno spazio per un dibattito etico, clinico o addirittura politico.

Prospettiva internazionale: le conferenze principali offrono una prospettiva internazionale, che ci permette di capire come la cardiochirurgia viene praticata in contesti e culture diverse.

Partecipare a questi incontri professionali è essenziale per qualsiasi infermiere di cardiochirurgia che voglia fornire la migliore assistenza possibile, contribuendo attivamente al progresso della propria professione.

Mentoring e coaching nuovi infermieri

L'integrazione di un nuovo infermiere in un reparto, in particolare in un settore così impegnativo e specializzato come la cardiochirurgia, è un momento delicato, sia per il professionista che per il team esistente. Il mentoring e il coaching sono strumenti essenziali per garantire una transizione senza problemi, promuovere lo sviluppo delle competenze e rafforzare la coesione del team.

L'essenza del mentoring: Il mentoring non è solo formazione tecnica. È una relazione professionale privilegiata in cui un infermiere esperto, il mentore, guida, sostiene e consiglia un nuovo arrivato. Questa relazione si basa sulla fiducia, sullo scambio e sull'impegno reciproco.

Trasmettere il know-how: il campo della cardiochirurgia è ricco di tecniche, protocolli e conoscenze specialistiche. Il mentore guida il nuovo infermiere attraverso questa complessità, aiutandolo a collegare teoria e pratica, ad affinare le sue competenze e ad adattarsi alle specificità del reparto.

Supporto emotivo e psicologico: il mondo della cardiochirurgia può essere stressante ed emotivamente impegnativo. Il mentore è presente per aiutare il nuovo infermiere a navigare in queste acque a volte tumultuose, offrendo ascolto, consigli e rassicurazione.

Integrazione nel team: il mentore facilita anche l'integrazione sociale e professionale del nuovo infermiere. Agisce come mediatore, introducendo il nuovo arrivato nel team, decodificando la cultura del reparto e stabilendo un clima di fiducia.

Feedback costruttivo: Una delle funzioni essenziali del mentore è quella di fornire un feedback regolare. Questo feedback, che è sia positivo che correttivo, permette al nuovo infermiere di progredire, di adattare le sue pratiche e di costruire la sua fiducia in se stesso.

Evoluzione del mentoring: sebbene la relazione di mentoring sia inizialmente molto strutturata, si evolve nel tempo. Man mano che il nuovo infermiere acquisisce autonomia e fiducia, il mentore adatta il suo approccio, offrendo maggiore libertà, pur rimanendo disponibile per il supporto e i consigli.

Valorizzare il ruolo di mentore: essere mentore è una responsabilità, ma anche un modo per riconoscere il know-how e l'esperienza. È un'opportunità per gli infermieri esperti di trasmettere le loro conoscenze, ma anche di sfidare se stessi, aggiornare le proprie competenze e rinnovare il proprio impegno nella professione.

Creare un legame duraturo: il mentoring spesso porta a una relazione professionale duratura, basata sul rispetto e sullo scambio reciproco. Il mentore e il mentee possono diventare colleghi, collaboratori o addirittura amici, condividendo una storia comune e la passione per la loro professione.

Il tutoraggio e l'affiancamento dei nuovi infermieri è essenziale per assicurare un'integrazione di successo, rafforzare le competenze del team e garantire un'assistenza ottimale ai pazienti cardiochirurgici. Si tratta di una situazione win-win che porta benefici al mentore, al mentee, al team e, in ultima analisi, ai pazienti.

Capitolo 20

L'EQUILIBRIO LAVORO-VITA PRIVATA

Riconoscere i segni del burnout

Nel mondo impegnativo e frenetico della cardiochirurgia, è fondamentale che gli infermieri e tutto il personale medico riconoscano i segni del burnout. Il burnout non trattato può non solo avere un impatto sulla salute mentale e fisica dell'individuo interessato, ma anche compromettere la qualità dell'assistenza fornita ai pazienti.

Sintomi fisici: l'esaurimento spesso si manifesta con una stanchezza cronica e insormontabile, anche dopo una notte di sonno completo. Questa stanchezza può essere accompagnata da mal di testa, dolori muscolari, disturbi del sonno, problemi digestivi e ridotta resistenza alle infezioni.

Funzioni cognitive compromesse: diminuzione della concentrazione, frequenti dimenticanze, difficoltà nel prendere decisioni e tempi di reazione prolungati sono tutti segnali di allarme. In un contesto chirurgico, questi sintomi possono avere conseguenze drammatiche.

Emozioni e umore: l'esaurimento può portare a sbalzi d'umore, aumento dell'irritabilità, sentimenti di tristezza o depressione, sentimenti di isolamento e riduzione della soddisfazione personale.

Comportamento sul lavoro: la mancanza di interesse per il lavoro, il calo della motivazione, i frequenti ritardi, l'aumento degli errori medici o la tendenza a isolarsi dai colleghi possono essere segnali di burnout.

Cambiamenti nelle relazioni sociali: anche la tendenza a isolarsi, la mancanza di interesse per le attività sociali o gli hobby e la sensazione di distanza dai propri cari possono essere rivelatori.

Atteggiamenti negativi: una visione cinica del lavoro, la sensazione di essere sopraffatti, di essere intrappolati nel proprio lavoro o di dubitare del valore o del significato del proprio lavoro sono sintomi tipici del burnout.

Comportamenti rischiosi: alcune persone possono sviluppare comportamenti autodistruttivi come il consumo eccessivo di alcol, l'uso di droghe, l'alimentazione squilibrata o altri comportamenti rischiosi in risposta alla stanchezza.

È fondamentale che gli operatori sanitari, i team leader e anche i familiari sappiano riconoscere questi segnali. Ciò consente di intervenire rapidamente, offrire supporto e, se necessario, indirizzare la persona verso le risorse appropriate. Nel settore medico, e in particolare nella cardiochirurgia, dove ogni gesto conta, prendersi cura di se stessi è inscindibile dalla qualità dell'assistenza fornita ai pazienti.

Strategie per mantenere un equilibrio sano

Gli operatori sanitari, in particolare quelli che lavorano nell'ambiente impegnativo della cardiochirurgia, sono spesso sottoposti a forti pressioni. Tuttavia, è essenziale mantenere un sano equilibrio tra lavoro e vita privata, per garantire un'assistenza di qualità e preservare la propria salute fisica e mentale. Ecco alcune strategie che possono aiutarla a trovare e mantenere questo equilibrio.

1. Definizione delle priorità e delimitazione: è fondamentale definire chiaramente le sue priorità, sia a livello professionale che personale. Questo le permette di dedicare tempo a ciò che conta davvero. Stabilire dei confini tra lavoro e vita privata, come ad esempio evitare di portare il lavoro a casa o disconnettersi dalle e-mail di lavoro durante le vacanze, può aiutare a preservare questo equilibrio.

2. Dedicare del tempo a se stessi: è fondamentale dedicare regolarmente del tempo al relax e al tempo libero. Questo può essere semplice come leggere un libro, fare esercizio fisico, meditare o trascorrere del tempo di qualità con i propri cari.

3. Gestione dello stress: tecniche come la meditazione, lo yoga e la respirazione profonda possono essere utili per ridurre lo stress. Può anche essere utile consultare un terapeuta o un coach specializzato per apprendere strategie adeguate di gestione dello stress.

4. Esercizio fisico regolare: l'attività fisica non solo fa bene alla sua salute fisica, ma è anche un ottimo modo per alleviare lo stress e migliorare il suo umore grazie al rilascio di endorfine.

5. Una dieta equilibrata: una corretta alimentazione favorisce il benessere fisico e mentale. Mangiare una dieta equilibrata, bere acqua a sufficienza ed evitare gli eccessi può migliorare la resilienza di fronte allo stress.

6. Dormire: dormire a sufficienza e di qualità è essenziale. La mancanza di sonno può aggravare lo stress, ridurre la capacità cognitiva e avere un impatto negativo sulla salute.

7. Stabilire una rete di supporto: avere colleghi, amici o familiari con cui parlare e condividere le esperienze può essere di grande aiuto per decomprimere.

8. Formazione continua: l'aggiornamento delle competenze e l'apprendimento di nuovi metodi possono ridurre l'ansia professionale e aumentare la fiducia in se stessi.

9. Imparare a delegare: è importante riconoscere che non può fare tutto da solo. Delegare alcuni compiti, sia al lavoro che a casa, aiuta a distribuire il carico in modo più uniforme.

10. Prendersi una vacanza: è fondamentale fare delle pause, anche brevi, per ricaricare le batterie, riposare e tornare più forti.

Ricordare che non c'è vergogna nel chiedere aiuto quando l'equilibrio sembra sfuggente è fondamentale. Che si tratti di un operatore sanitario, di un mentore o di una persona a lei vicina, parlare dei suoi sentimenti e cercare insieme delle soluzioni è spesso il primo passo verso un equilibrio sano.

Importanza del supporto sociale e professionale

Nel tumultuoso mondo della medicina, e in particolare in specialità impegnative come la cardiochirurgia, il supporto sociale e professionale è un'ancora di salvezza per molti professionisti. Lungi dall'essere un semplice 'extra', è un pilastro fondamentale del benessere, dell'efficacia professionale e della longevità nella professione. Analizziamo insieme perché questo supporto è così vitale.

Il supporto sociale, che sia da parte della famiglia, degli amici o della comunità, fornisce un rifugio emotivo, un luogo dove gli infermieri possono ricaricare le batterie, esprimere i loro dubbi e le loro frustrazioni o condividere i loro successi. Questo tipo di supporto ha una serie di vantaggi:

Resilienza di fronte allo stress: il semplice parlare con una persona di fiducia delle proprie esperienze può ridurre gli effetti dello stress. Le emozioni condivise sono spesso più facili da gestire.

Prospettiva esterna: gli amici e i familiari possono offrire un punto di vista diverso, permettendo all'individuo di vedere le cose da una nuova angolazione, al di fuori del contesto medico.

Appartenenza: sentirsi integrati e apprezzati all'interno di un gruppo sociale aumenta l'autostima e la fiducia.

Equilibrio: l'interazione sociale al di fuori del luogo di lavoro aiuta a mantenere un equilibrio tra lavoro e vita privata, che è essenziale per la salute mentale.

Il supporto professionale, invece, deriva dalle relazioni tra colleghi, mentori e superiori gerarchici. Si tratta di una rete interconnessa in cui vengono condivise conoscenze, competenze ed esperienze.

Crescita professionale: i mentori e i colleghi esperti possono fornire consigli, suggerimenti e tecniche che arricchiscono la pratica individuale.

Gestione delle sfide: di fronte a un caso complesso o a una situazione inaspettata, il team può riunirsi per trovare soluzioni, riducendo così la sensazione di isolamento.

Feedback costruttivo: un feedback onesto e benevolo la aiuta a migliorare, a capire i suoi errori e a imparare da essi.

Solidarietà: conoscere ed essere riconosciuti dai suoi colleghi crea un senso di appartenenza a un gruppo affiatato, dove aiutarsi a vicenda è naturale.

Scambio di risorse: che si tratti di un nuovo corso di formazione, di un articolo rilevante o di una conferenza imminente, la rete professionale è una miniera di informazioni.

Il sostegno, sociale o professionale, non è un lusso: è una necessità. Porta equilibrio, forza, crescita e benessere - elementi essenziali per qualsiasi professionista sanitario che voglia fornire la migliore assistenza possibile, preservando la propria salute e la passione per la propria professione.

Capitolo 21

PROSPETTIVE FUTURE E LO SVILUPPO DELLA PROFESSIONE

Sfide attuali e future
chirurgia cardiaca

La cardiochirurgia, al crocevia tra medicina, tecnologia e ricerca, è in costante evoluzione. Dai suoi inizi audaci alle prodezze tecniche di oggi, è sempre stata al centro dei progressi della medicina. Tuttavia, nonostante i suoi successi, questa specialità medica affronta una serie di sfide attuali e future che è essenziale riconoscere e affrontare.

Sfide attuali :

Aumento della complessità del paziente: Con l'invecchiamento della popolazione e l'aumento delle co-morbilità, i pazienti che richiedono un intervento chirurgico sono spesso più anziani e presentano condizioni mediche più complesse.

Risorse limitate: In molte parti del mondo, l'accesso a strutture di cardiochirurgia all'avanguardia rimane limitato, evidenziando le disuguaglianze nell'assistenza.

Rapida evoluzione tecnologica: La tecnologia medica sta avanzando a un ritmo incalzante. Se da un lato questo porta innovazioni, dall'altro pone delle sfide in termini di formazione, adattamento e costi.

Resistenza antimicrobica: La crescente prevalenza della resistenza ai farmaci, in particolare nel contesto delle infezioni post-operatorie, è una delle principali preoccupazioni.

Sfide future:

Integrazione dell'Intelligenza Artificiale (AI): con l'avvento dell'AI, come si possono integrare al meglio queste tecnologie per migliorare la diagnosi, l'intervento e il follow-up, assicurando al contempo che i professionisti siano adeguatamente formati?

Bioingegneria e trapianto: i progressi nei cuori artificiali e nella coltivazione del tessuto cardiaco in laboratorio potrebbero rivoluzionare i trapianti. Tuttavia, questi progressi richiederanno adeguamenti etici, legali e clinici.

Cambiamenti demografici ed epidemiologici: l'aumento delle malattie non trasmissibili, come l'obesità, potrebbe portare a un aumento delle malattie cardiache, richiedendo una pianificazione e una preparazione adeguate.

Etica e autonomia del paziente: con le opzioni chirurgiche sempre più varie e complesse, come possiamo garantire un processo decisionale informato e incentrato sul paziente?

Impatto del cambiamento climatico: eventi meteorologici estremi, inquinamento e altri fattori ambientali possono influenzare la salute del cuore. Come può la cardiochirurgia adattarsi a queste nuove sfide?

La capacità di anticipare e affrontare queste sfide definirà il futuro della cardiochirurgia. Ciò richiederà una collaborazione interdisciplinare, una formazione continua e un impegno all'innovazione per garantire che questa specialità continui a offrire cure all'avanguardia, evolvendo al tempo stesso.

Opportunità di carriera avanzata per gli infermieri
(infermiere, specialista clinico, ecc.)

L'infermieristica è uno dei pilastri della medicina moderna. Sebbene il ruolo fondamentale dell'infermiere sia quello di fornire assistenza diretta ai pazienti, il settore infermieristico si è notevolmente diversificato e specializzato nel tempo, offrendo molte opportunità di carriera avanzate. Grazie a queste specializzazioni, gli infermieri possono non solo ampliare il loro ambito clinico, ma anche influenzare la politica sanitaria, la ricerca, l'istruzione e la gestione.

1. Infermiere professionista (NP):

L'infermiere professionista è un professionista sanitario altamente qualificato, in grado di fare diagnosi, prescrivere trattamenti e gestire in modo indipendente determinate patologie. Esistono diverse specializzazioni per gli NP, tra cui :

    Assistenza familiare NP
    IP nelle cure acute
    IP in pediatria
    IP in geriatria
    IP in psichiatria/salute mentale

2. Specialista in Infermieristica Clinica (CNS):

Il CNS è un esperto in una specifica specialità clinica. Svolge un ruolo centrale nella formazione di nuovi infermieri, nell'implementazione di protocolli di cura e nel miglioramento della qualità dell'assistenza.

3. Infermiere anestesista :

Formata specificamente per somministrare l'anestesia, questa infermiera lavora a stretto contatto con anestesisti, chirurghi e altri operatori sanitari per garantire la sicurezza del paziente durante le procedure chirurgiche.

4. Infermiere ricercatore:

Alcuni infermieri decidono di dedicarsi alla ricerca clinica o di base. Possono lavorare su studi epidemiologici, sperimentazioni cliniche o ricerche di laboratorio, contribuendo così al progresso delle conoscenze sanitarie.

5. Infermiere di salute pubblica:

Concentrandosi sulle comunità, gli infermieri della sanità pubblica lavorano sulla prevenzione delle malattie, sulla promozione della salute e sull'educazione sanitaria della popolazione.

6. Infermiere consulente legale:

Colmando il divario tra legge e medicina, questo infermiere

offre la sua esperienza nelle questioni legali legate alla pratica medica, sia per quanto riguarda le controversie, la malasanità o la consultazione di leggi e regolamenti.

7. Educatore infermieristico:
Sia nelle università che nelle scuole per infermieri, l'educatore infermieristico svolge un ruolo chiave nella formazione delle future generazioni di infermieri.

8. Infermiere in gestione e leadership:
Con una formazione supplementare in management, gli infermieri possono assumere ruoli di leadership all'interno delle strutture sanitarie, gestendo team, budget e progetti.

9. Infermiere informatico :
All'incrocio tra salute e tecnologia, questo infermiere è specializzato nei sistemi informativi sanitari, aiutando a impostare e ottimizzare le cartelle cliniche elettroniche e altre tecnologie.

Queste carriere avanzate richiedono spesso una formazione supplementare, certificazioni specifiche e un'esperienza clinica approfondita. Ma offrono agli infermieri l'opportunità di avere un impatto ancora maggiore sulla salute dei pazienti e sul sistema sanitario nel suo complesso.

Il ruolo dell'infermiere nella prevenzione e l'educazione cardiaca

Gli infermieri svolgono un ruolo fondamentale nell'assistenza ai pazienti cardiopatici. Oltre all'assistenza diretta, la loro missione comprende anche la prevenzione e l'educazione del paziente. Questo approccio mira a fornire ai pazienti le conoscenze e le competenze necessarie per gestire la loro salute cardiaca, ridurre i rischi associati e migliorare la loro qualità di vita.

1. Educazione a uno stile di vita sano:
L'infermiere sensibilizza i pazienti sui fattori di rischio cardiaco modificabili, come il fumo, uno stile di vita sedentario e una dieta squilibrata. Offre consigli pratici su come adottare uno stile di vita più sano, incoraggiando l'attività fisica regolare, una dieta equilibrata e la cessazione del fumo.

2. Consapevolezza dei sintomi:
L'infermiere insegna ai pazienti a riconoscere i segnali di allarme di un problema cardiaco, come il dolore al petto, la mancanza di respiro o le palpitazioni. Questo può portare a un trattamento precoce ed evitare complicazioni.

3. Gestione dei farmaci:
L'infermiere spiega il ruolo, i benefici e i potenziali effetti collaterali di ogni farmaco prescritto. Sottolinea l'importanza della compliance per massimizzare i benefici del trattamento e prevenire le complicazioni.

4. Follow-up post-operatorio:
Dopo l'intervento di cardiochirurgia, l'infermiera istruisce il paziente sulla cura della ferita, sulla ripresa graduale delle attività, sul monitoraggio dei segni di infezione o di complicazioni e su eventuali modifiche del trattamento.

5. Gruppi di sostegno:
Alcuni infermieri possono facilitare o indirizzare i pazienti a gruppi di sostegno, dove possono condividere esperienze, sostenersi a vicenda e imparare nuove strategie per gestire la malattia.

6. Prevenzione secondaria :
Per i pazienti che hanno già subito un evento cardiaco, l'infermiere sottolinea l'importanza della prevenzione secondaria, ossia di evitare le recidive. Ciò comporta un monitoraggio medico regolare, l'assunzione dei farmaci prescritti e l'adozione di uno stile di vita sano per il cuore.

7. Collegamento con altri professionisti della salute:
Gli infermieri lavorano in collaborazione con altri professionisti, come cardiologi, nutrizionisti, fisioterapisti o

psicologi, per offrire un'assistenza olistica su misura per ogni paziente.

Gli infermieri svolgono un ruolo centrale nella prevenzione e nell'educazione cardiaca. Essendo spesso il primo punto di contatto con il paziente, gli infermieri hanno la capacità di influenzare positivamente il comportamento, incoraggiare l'autonomia del paziente nella gestione della sua malattia e dare un contributo significativo alla prevenzione delle malattie cardiovascolari.

Capitolo 22

CONCLUSIONE

LA NOBILTÀ DELLA PROFESSIONE INFERMIERISTICA IN CARDIOCHIRURGIA

Essere un'infermiera di cardiochirurgia significa scegliere di stare al confine tra la fragilità della vita umana e il genio della medicina moderna. Significa abbracciare una vocazione che combina scienza, tecnologia, compassione e dedizione. Questa professione, carica di emozioni e responsabilità, è l'epitome della nobiltà nel mondo medico.

1. Salviamo il cuore, simbolo della vita:
Il cuore, la pompa centrale che dà vita a ogni parte del nostro corpo, è un organo sacro in molte culture. Proteggere e curare il cuore significa toccare l'essenza stessa della vita. Gli infermieri di cardiochirurgia partecipano attivamente a questa missione, con una dedizione e un'abilità senza pari.

2. Una conoscenza che combina competenza tecnica e umanità:
Gli infermieri specializzati in questo campo hanno un'ampia conoscenza tecnica. Ma le loro competenze tecniche non possono mascherare l'umanità che si trova al centro della loro pratica. Ogni paziente è unico e gli infermieri mettono in campo un'empatia senza limiti per capirlo, rassicurarlo e sostenerlo.

3. Coraggio sotto pressione:
Le emergenze sono frequenti in cardiochirurgia. In questi momenti critici, gli infermieri dimostrano una notevole resilienza, mantenendo la calma, la lucidità e la precisione per garantire le migliori possibilità di successo.

4. Impegno continuo per il benessere del paziente:
Al di là della sala operatoria, gli infermieri svolgono un ruolo cruciale nel recupero e nella riabilitazione del paziente. Il loro impegno non termina con l'intervento chirurgico, ma continua con il monitoraggio, l'educazione e il supporto

emotivo, riflettendo una determinazione incrollabile nel vedere ogni paziente tornare a una vita piena e sana.

5. Collaborazione rispettosa:
La nobiltà della professione si esprime anche nella capacità dell'infermiere di lavorare in armonia con un team multidisciplinare. Il rispetto reciproco, l'ascolto e la condivisione delle conoscenze sono essenziali per fornire un'assistenza ottimale.

6. Un'etica incrollabile:
Di fronte ai dilemmi etici, alle sfide della medicina moderna, l'infermiere di cardiochirurgia rimane un custode dei principi fondamentali della professione: benevolenza, giustizia, autonomia e non nocività.

7. Evoluzione costante:
La cardiochirurgia è un campo in costante evoluzione. Gli infermieri mostrano una sete di apprendimento, adattandosi alle nuove tecnologie e ai metodi innovativi, pur preservando l'aspetto umano dell'assistenza.

L'infermiere di cardiochirurgia non è solo una professione; è una vocazione, una chiamata a servire, a eccellere, a toccare le vite in modo profondo. La nobiltà di questa professione non risiede solo nelle sue competenze tecniche, ma soprattutto nella sua incommensurabile passione, devozione e amore per l'umanità.

Continuando ad evolvere
per servire meglio i pazienti

Il mondo medico, come un organismo vivente, è in continua evoluzione. La medicina di oggi, con i suoi progressi tecnologici e le sue scoperte, è radicalmente diversa da quella di qualche decennio fa. Di fronte a questa dinamica sfrenata, gli operatori sanitari, e gli infermieri di cardiochirurgia in particolare, hanno una grande responsabilità: continuare ad evolversi per servire meglio i loro pazienti.

Sviluppo attraverso la formazione continua:
L'apprendimento non si ferma mai per gli infermieri. Nuove tecniche chirurgiche, farmaci innovativi, attrezzature all'avanguardia... Tutte richiedono una formazione regolare per garantire interventi sicuri ed efficaci. Questa ricerca continua di conoscenza è alimentata dal profondo desiderio di fornire la migliore assistenza possibile.

Adattabilità alla tecnologia:
L'era digitale ha cambiato profondamente il panorama dell'assistenza sanitaria. Cartelle cliniche elettroniche, telemedicina, dispositivi di monitoraggio a distanza sono solo alcuni esempi di come la tecnologia si sia introdotta nella pratica quotidiana. L'infermiere moderno abbraccia questi strumenti, non come sostituti, ma come complementi che migliorano la qualità e la precisione dell'assistenza.

Ascolto attivo e comunicazione:
Poiché il mondo diventa sempre più rumoroso, l'arte dell'ascolto diventa un tesoro prezioso. Ascoltando i pazienti, gli infermieri possono cogliere sfumature e dettagli che potrebbero sfuggire a un esame medico standard. Questo ascolto attivo, unito a una comunicazione efficace, costruisce un rapporto di fiducia tra paziente e assistente.

Umanizzare l'assistenza:
Con l'afflusso di innovazioni tecnologiche, è fondamentale non perdere di vista l'aspetto umano dell'assistenza. Ogni paziente è unico, con la sua storia, le sue speranze e le sue paure. Riconoscendo e onorando questa individualità, gli infermieri aggiungono una dimensione di empatia e compassione, essenziale per una guarigione olistica.

Collaborazione interprofessionale:
Il mondo medico è interconnesso. Gli infermieri di cardiochirurgia lavorano a stretto contatto con chirurghi, cardiologi, anestesisti e altri professionisti. Questa

collaborazione, basata sul rispetto reciproco, assicura che il paziente benefici di un'assistenza completa.

Riflessione etica:

Di fronte a dilemmi medici complessi, gli infermieri sono spesso chiamati a riflettere eticamente, ponendo il benessere del paziente al centro di ogni decisione.

Continuare ad evolversi per servire meglio i pazienti non è solo una necessità professionale, è un impegno morale. È una promessa che ogni infermiere fa, non solo ai suoi pazienti ma anche a se stesso: non smettere mai di imparare, ascoltare e innovare per il benessere di tutti.

Incoraggiamento e consigli per i futuri infermieri del settore

Il percorso che ha deciso di intraprendere è uno dei più nobili e gratificanti che esistano. La cardiochirurgia è un campo all'avanguardia che richiede non solo competenze tecniche eccezionali, ma anche un profondo senso di umanità. Come infermieri, sarete i garanti della qualità dell'assistenza fornita ai pazienti, dal momento in cui varcano la soglia dell'ospedale fino al loro completo recupero. Ecco alcune parole di incoraggiamento e consigli per aiutarla nel suo percorso.

1. Credere nella sua missione:

Lei svolgerà un ruolo essenziale nel percorso di guarigione di ogni paziente. Il suo contributo, sebbene talvolta sottovalutato, è fondamentale. Si ricordi sempre che il suo lavoro ha un impatto profondo sulla vita delle persone di cui si occupa.

2. Non smettere mai di imparare:

La medicina si evolve rapidamente, così come la tecnologia. Investa nella formazione continua per rimanere all'avanguardia nel suo campo e garantire la migliore assistenza possibile ai suoi pazienti.

3. Coltivare l'empatia:

Le competenze tecniche sono essenziali, ma lo è anche la capacità di comprendere e di entrare in contatto emotivo con i pazienti. La sua compassione ed empatia saranno spesso l'ancora di salvezza per i pazienti nei momenti difficili.

4. Lavorare insieme:

La cardiochirurgia è un lavoro di squadra. Impari a lavorare a stretto contatto con i chirurghi, gli anestesisti, i dietologi e gli altri operatori sanitari. Insieme, potete fornire un'assistenza completa e olistica.

5. Si prenda cura di sé:

Lavorare in cardiochirurgia può essere stressante ed estenuante. Per prendersi cura degli altri, deve prima prendersi cura di se stesso. Trovi dei modi per decomprimere, sia attraverso gli hobby, l'esercizio fisico o la meditazione.

6. Cercare sostegno:

Che si tratti di mentori, colleghi o gruppi di supporto professionale, si circondi di persone che possano offrire consigli, rassicurazioni e prospettive diverse.

7. Non abbia paura del fallimento:

Commetterà degli errori, proprio come tutti gli altri. L'importante è imparare da questi errori e usarli come opportunità di crescita.

8. Mantenere la passione:

Ciò che l'ha attirata in questo campo è stata la passione per aiutare gli altri. Non dimentichi mai questa scintilla, perché la guiderà anche nei momenti più difficili.

9. Sia orgoglioso:

A prescindere dagli ostacoli che incontra, sappia che sta svolgendo un lavoro incredibilmente importante. Ogni giorno ha l'opportunità di cambiare delle vite, e questo è qualcosa di cui essere orgogliosi.

L'assistenza infermieristica in cardiochirurgia è una miscela unica di scienza, arte e umanità. Coltivando sia le sue competenze tecniche che la sua capacità di entrare in contatto con i pazienti, farà una differenza inestimabile. Buona fortuna e benvenuto in questa meravigliosa avventura!

Glossario dei termini medici

Un glossario di termini medici è vasto e può includere migliaia di voci. Ecco un elenco non esaustivo di alcuni termini medici comunemente usati, con brevi definizioni:

Anemia: diminuzione del numero di globuli rossi o della quantità di emoglobina nel sangue.

Biopsia: prelievo di un campione di tessuto per l'esame al microscopio.

Cianosi: colorazione bluastra della pelle dovuta alla mancanza di ossigeno nel sangue.

Dispnea: difficoltà a respirare o mancanza di respiro.

Elettrocardiogramma (ECG): registrazione dell'attività elettrica del cuore.

Fibrosi: formazione eccessiva di tessuto fibroso, spesso in seguito a infiammazione o lesione.

Glicemia: concentrazione di glucosio nel sangue.

Ipertensione: pressione alta.

Immunologia: studio del sistema immunitario e delle sue risposte a vari agenti patogeni.

Ittero: ingiallimento della pelle e degli occhi dovuto a un aumento della bilirubina nel sangue.

Cheratina: una proteina presente nella pelle, nelle unghie e nei capelli.

Leucociti : Globuli bianchi coinvolti nella difesa dell'organismo dalle infezioni.

Metabolismo: tutte le reazioni chimiche che avvengono nel corpo per mantenere la vita.

Neoplasia: crescita anomala di cellule, che può portare a un tumore.

Oncologia: studio e trattamento dei tumori.

Patogeno: organismo o agente in grado di causare malattie.

Quadrante : Divisione di un'area anatomica in quattro parti, spesso utilizzata per descrivere la localizzazione del dolore addominale.

Remissione: riduzione o scomparsa dei segni e dei sintomi di una malattia.

Siero: la parte liquida del sangue che rimane dopo la coagulazione.

Tachicardia: frequenza cardiaca accelerata.

Ulcera: lesione aperta, solitamente dolorosa, che si forma sulla pelle o sulle membrane mucose.

Vascolarizzazione: apporto di sangue a un tessuto o a un organo.

WBC: Globuli bianchi.

Xenotrapianto: trapianto di tessuti o organi di una specie diversa.

Yoga: una pratica che combina posture, esercizi di respirazione e meditazione per promuovere la salute fisica e mentale.

Herpes zoster: malattia virale caratterizzata da eruzioni cutanee dolorose lungo un nervo.

Questa è una selezione limitata di termini medici, e il campo medico è così vasto che sarebbe impossibile trattarli tutti qui. Se sta cercando termini specifici o maggiori informazioni su un determinato argomento, ce lo faccia sapere!

www.ingramcontent.com/pod-product-compliance
Lightning Source LLC
Chambersburg PA
CBHW071042290526
45795CB00004B/1277